究極の健康習慣

お金がかからない、
医者に頼らない、
一生太らない

社会福祉法人　仁生社
江戸川病院 院長
加藤正二郎

エムディエヌコーポレーション

はじめに

私は、東京都江戸川区の東小岩にある「江戸川病院」の院長です。整形外科部長も兼任し、なかでも人工関節や脊椎外科が専門ですので、「健康習慣」という大きな話を何で語るのか、と思われそうですが、みなさんに「伝えたい」という思いで本書を著しました。

テレビなどメディアは、どこそこの教授という肩書きを持った医者に、その先生の専門領域についてコメントを求めることがほとんどで、医者が健康一般についてコメントするということは滅多(めった)にありません。医療も専門性が高くなる一方ですから、専門家の方々は寝食を忘れて研究に没頭していることと思います。

しかし、その結果、体全体を見渡した、バランスのとれた健康法とはほど遠い専門的な話に終始することとなり、視聴者はただそれを拝聴する羽目(はめ)になるのです。

私は、本当に「臨床バカ」で、学術的には悲しいほど若輩者なのですが、権威に囚(とら)われることなく、常に患者さんの側にいました。

患者さんは、さまざまなことを私に聞いてくださいます。そのつど、専門家に尋ねたり、本を読んだり、勉強したりしては私なりの医療を提供してきました。特に、この15年間くらいはネットの情報も氾濫しており、大変便利ではありますが玉石混淆（ぎょくせきこんこう）もいいところで、何が良いのか、悪いのか……。それでも、江戸川の地に在りながら、世界中から広く知見を集めつつ、患者さんとともに泣いたり笑ったりしながら、過ごしてまいりました。結果、多数の患者さんと出会い、たくさんの学びを得ました。

家族や趣味を語り、人間関係を構築しつつ、褒めたり、注意したり、滅多にないことですが怒ったり……。患者さんの体調や回復の経緯から、「養生法」を教えていただくことも少なくありません。そのなかでも特に私は、「著しく若さを保っている患者さん」に、積極的に健康法を伺うことにしています。

そうこうするうちに、本来、整形外科と関係の薄い他領域の知識や情報が、「あれ？　あれれ？　もしかして！」と有機的に結びついて、共通の法則のように形を成してきたのです。それが「加藤流健康法」です。

極めて当然のことですが、臨床的には重要としか思えないことは、もっと語るべきだ、と私は考えます。逆に、巷（ちまた）にはびこり、さんざん言われていることでも、あまり重要でないことには、「そんなことに拘（こだわ）ってはいけません」と言うべきです。世の中には「〇〇健康法」「××健康法」「△△健康法」など、いろいろな健康法がありますが、私の健康法はいたってシンプルです。

何といっても、お金がかかりません。お金持ちなら正直、より自由度が広がりますが、それは料理でいえば隠し味のようなもので、素材たる料理——健康の基礎の大切さには及びません。

当院がある江戸川区は、平均年収だけで見るなら、東京23区の中で「最もお金と縁遠い区」かもしれません。だからこそ私は、金銭的負担がかからないこの健康五箇条を「地域まで元気にする健康法」と位置づけ、この地から広げていきたいと思うのです。

本書では、知っていると健康になれる情報や、私が「そうすべき」と考えるに至った背景などを広く盛り込みました。本当にシンプルなメソッドですから、納得、体得していただければ、誰でも、幾つになっても、長く続けることができるでしょう。

加えて、あなたの家族、友人、恋人……みんなにも教えてあげてください。

私は、エコ活動が一人で達成できないのと同様、社会の健康もみんなでこそ達成可能なものと考えます。必要なのは、愛と想像力です。「愛」には生あるものを慈しみ、大事にする、という意味があります。そして「想像力」、これからどういった人生を歩みたいのか、できるだけ医者や薬に頼らないで生活するにはどうすべきか、そのために何をしたらいいのか。こうした想像がリアリティを持てば持つほど、あなたのパフォーマンスを向上させることができます。愛と想像力にボーダーはありません。

そして、大切なことは、健康を一人ひとりが「自分ごと」として捉え、より正しいと思う判断を続けることです。本書がその一助となれば嬉しい限りです。

Healthy habits

加藤流［健康五箇条2］負担の少ないGPJで心身リフレッシュ 114

加藤流［健康五箇条3］
健康＆美容いいとこ取りの糖質制限 138

加藤流［健康五箇条4］
病院に行きたくなければ歯を大切に 168

装丁・デザイン　鈴木大輔・江崎輝海（ソウルデザイン）
DTP　三協美術
校正　鷗来堂
編集協力　山田ゆう子

第1部

日本の医療が危ない

バカバカしい医療費の無駄遣いを食い止めろ！

Healthy habits

今、日本の医療に危機が迫っています。いえ、すでに危機的状況にあると言ったほうがいいかもしれません。特に医療費（国民医療費）の増大は深刻な問題で、このままでは国の財政が大変なことになると、政府が喧伝していることはご承知の通りです。

では、実際にどのくらいの医療費が使われているのでしょうか。厚生労働省「国民医療費」によると、２０１７年度は43兆７１０億円（前年度42兆１３８１億円から2・２％の増加）、人口一人当たりにすると33万９９００円。また、内閣府「国民経済計算」によれば、医療費の国内総生産（ＧＤＰ）に対する比率は７・87％、国民所得に対する比率は10・66％となっています。

ちなみに、医療費対ＧＤＰ比率では、日本はＯＥＣＤ（経済協力開発機構）加盟36か国中6位ですが、高齢者（65歳以上）の人口が３５８８万人、比率として28・４％でこれは世界一ですから、ある意味、大変に健闘していると考えてもいいと思います。しかし、それ

✚ [図表1]年齢階級別に見る1人当たり医療費

1人当たり医療費は年齢によって異なる

年齢階級	1人当たり医療費(円)	増加額(円)	増加率(%)
0~14歳	16万3000	3000	1.9
15~44歳	12万3000	2000	1.9
45~64歳	28万2000	2000	0.8
65~74歳	73万8000	1万1000	1.5
75歳以上	92万2000	1万2000	1.3

1年間にかかる国民1人当たりの医療費は、平均約34万円だと言われています

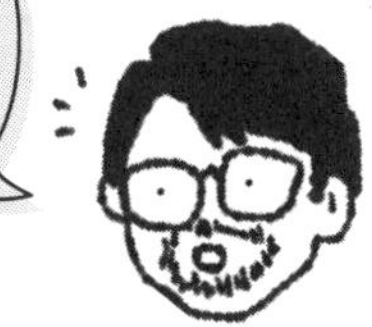

※増加額・率は前年度比
※厚生労働省「国民医療費」(2017年度)より作図

で「良し」とするわけにはいきません。医療保険財政がひっ迫していることに、変わりはないのですから。

医療費が増えている大きな要因として、人口の高齢化が挙げられます。高齢になれば病気に罹（かか）ることも多くなりますから、医療費が増大するのは自明の理です。

図表1をご覧ください。一人当たりの年間医療費が65歳以上になると急増し、後期高齢者である75歳以上になると92万2000円にもなっているのです。さらに、2022年から2025年にかけては、いわゆる団塊の世代が後期高齢者になりますから、より一層医療費が膨らむことが予想されます。

健康保険組合連合会の「2025年度に向けた国民医療費等の推計」（2017年9月）では、国民医療費は、2015年度の42兆3000億円から2025年度には1・4倍の57兆8000億円に増加。このうち65歳以上の高齢者の医療費は、23兆5000億円から34兆7000億円と1・5倍に増加。医療費全体に占める割合も55％から60％に高まり、特に後期高齢者医療費は15兆2000億円から25兆4000億円と1・7倍に急増。また、一人当たりの医療費は、前期高齢者（65～74歳）は2015年度の51万円から2025年度には31・4％増の67万円、後期高齢者は95万円から120万円に増える見通しで、前期高齢者は0～64歳の約3倍、後期高齢者は5倍超。また、厚生労働省はその15年後の2040年には、医療費は約70兆円に増大すると試算しています。

この医療費の増加に、いかにして歯止めをかけるか。真剣に取り組まないと、本当に大変なことになる‼ それが今の私の偽らざる気持ちです。

世界最高と言われる国民皆保険制度だが

私がこんなことを申し上げても、みなさん、あまり実感がないかもしれません。もちろん人によって感じ方は違うと思いますが、例えばちょっとした風邪(かぜ)などで医療機関を受診しても、ものすごい大金を支払わされた、などということはないはずです。それなのに一人30万円以上も年間の医療費がかかっているなんて……、なかにはこう思われる方もいらっしゃるのではないでしょうか。

では、なぜか？

察しのいい方は、もうおわかりですね。これは日本の医療制度のおかげなのです。

日本の医療水準は、おそらく世界一です。しかも、誰もが国民皆保険(こくみんかい)制度のもと、比較的安い費用でその高水準の医療を受けることができます。

この国民皆保険制度がスタートしたのは、1961年のことです。それまでは国民の約3分の1にあたる約3000万人が無保険状態でしたが、同制度の導入でいつでも誰でも自由に、保険医療を受けられるようになったのです。

ご存じのように、日本の国民皆保険制度では75歳以上の高齢者と医療扶助を受ける人以外の、すべての国民が公的医療保険に加入することが義務づけられています（75歳以上は後期高齢者医療制度に移行）。企業の従業員などを対象とした健康保険、国家・地方公務員や私学教職員などを対象とした共済保険、自営業者や無職の方を対象とした国民健康保険など、職業などによって加入する保険は異なりますが、どの保険に加入していても同じ診療には同じ保険が適用されるため、全国で平等な医療が受けられます。

加えて、医療保険には、医療費の自己負担分に対して、一定の上限を設ける高額療養費制度という仕組みがあります。これは医療機関や薬局での自己負担額が月単位で一定額を超えると、その超えた金額が医療保険から支給されるものです。

海外を見渡してみると、例えばイギリスでは、医療サービスは税方式で運営されており、窓口での自己負担はありません（外来処方薬については少額の負担あり）。これはとても嬉しいことですが、日本のようにフリーアクセスではないのがいささか不自由ではないかと思います。イギリスには「かかりつけ医制度」があり、患者は予め登録した「かかりつけ医」をまず受診しなければなりません。そして、必要に応じ、かかりつけ医の紹介を受けて専門医を二次受診することになります。かかりつけ医の紹介がないと二次診療を受け付けてもらえないのです。また、かかりつけ医の医療機関は常に混雑しており、緊急でない場合は2~3週間以上待たされることもあるようで、診てもらいたいときにすぐに診てもらえる状況にはほど遠いようです。

日本の病院も長時間待たされることが多々ありますが、その日のうちに診察を受けることができなかった、という話はそう聞いたことがありません。

では、アメリカの場合はどうでしょう。アメリカには、すべての国民を対象とする公的医療保険はありません。公的医療保険は65歳以上の高齢者と障害者などを対象とする「メディケア」と、低所得者を対象とする「メディケイド」の2種類のみです。そのため、それ以外の人が利用するのは民間医療保険が中心です。

ちなみに、いわゆる「オバマケア」(医療保険改革法)により、公的医療保険に加入していない人は民間の保険への加入を義務づけられましたが、実際には問題が多く、機能不全に陥っているというのが現状のようです。

それにしてもアメリカの医療費は、とんでもなく高額です。例えば、虫垂炎（盲腸）程度で152万2000円〜440万9000円（ニューヨーク／入院日数1〜3日／1ドル110円換算）もかかります（東京海上日動「世界の医療と安全」より）。日本では6日間の入院で30万円程度（自己負担はその3割）が一般的ですから、いかにアメリカ国民が高い医療費を払っているかがわかります。だいたいアメリカの個人破産の一番の原因は医療費だというのですから、驚きです。

しかも民間の保険会社の医療保険は、何をどの程度カバーするかはマチマチで、当然のことながら保険料が高いほどカバー範囲も広くなります。こうして見ると国民皆保険制度のある日本はなんと恵まれているのか、誰もがそう思うに違いありません。

ついでながら、この日本の国民皆保険制度については、2000年にWHO（世界保健機関）から「総合点で世界最高」との評価を受けています。

「コンビニ受診」の功罪

ところでみなさんは、どういう場合に病院へ行きますか?

「仕事があるから、とにかく最短、最速で回復したい」

「不調の原因がわからなくて心配だから、調べてもらいたい」

「市販の薬を飲んだが治らない」

など、いろいろな理由があると思います。

ただ、私が気になっているのは、なかにはコンビニエンスストアに出かけるような感覚で、医療機関を受診する方がいらっしゃることです。

例えば、ちょっとお腹が痛いとか、風邪気味だとか、絆創膏(ばんそうこう)を貼っておけば治りそうなかすり傷でも、病院へ行く。極端な例かもしれませんが、ひどい場合は病院で待たされたくない、ということを理由に救急車を呼んだという人さえいます。世界的に見ると半数ほどの国では、救急車を呼ぶこと自体が有料です。東京消防庁は、2019年の東京都における救急車の出動件数が過去最多であったとのデータを公表しました。救急車など、こうしたサービスを提供するために、どれほどの努力と人の手が関わっているのかを考えてみてほしいのです。

このようなエピソードは、いつでもどこでも好きなときに、かかりたい病院で診てもらえるという、わが国のとても素晴らしい国民皆保険制度の問題点――弊害といってもいいでしょう。アメリカだったら、こういう患者さんは絶対に来ません。ところが、日本は医者に診てもらう必要のない患者さんが病院や診療所を訪れているため、医療機関はそれだけ忙しくなり、かつ医療費も増えているという現実があるのです。「自分の懐があまり痛まないから病院へ行く」と言ったら、言い過ぎでしょうか……。

これは、病院の待合室での顔なじみの会話――。

「今日は○○さん、来てないね」

「具合が悪いみたいよ」

昔から、こんな笑い話をよく耳にしますが、あながちウソではありません。

もちろん無理は禁物です。具合が悪いのに我慢する必要なんてありません。が、「ちょっと体調が悪いから即、病院へ行こう」ではなく、普段は自分で様子を見る、というセルフケアの観点も大事だと思うのです。ただし、医者嫌い、病院嫌いで、誰が何と言おうと絶対に医療機関には行かないという方は、この限りではありません。そういう人は少しだけ勉強が必要です。「具合が悪くても、病院には行かない」そんなイバラの道を歩こうとせず、時々は私たちの力を借りてください。定期検診も大切です。また、高齢者は、体調を崩しても自覚しにくく、病気を見逃して重症化する場合がありますから、家族（周りの人）が注意深く観察して、早めの受診につなげることが大事です。家族にも周囲の人にも愛し愛される人を目指すのも「健康管理」の一端となるでしょう。

✚現役世代を襲う医療費負担

誤解がないように申し上げますが、私は決して日本の国民皆保険制度を否定しているわけではありません。世界に誇れる素晴らしい制度であるということに間違いはありません。しかし、前出のように、このままでは医療費の増大、医療財政の破綻は目に見えています。今、何もしなければ、私たちは安心して、これまでのような質の高い医療を受けられなくなることは明白です。ちなみに「後期高齢者医療給付費」には公費が投入されていますが、その中の約4割が現役世代の保険料からまかなわれています。

国は、一定額以下の医療費については保険給付の対象外として、定額負担を患者に求め、給付範囲を狭くすることで公的医療保険の支出を抑えるという、いわゆる免責制の導入を検討し始めています。

しかし、そんな小手先の改革で、この危機を乗り越えられるとは思えません。私はそれよりも、医療に対する考え方の改革が必要だと思うのです。そして、その柱となるのが「予防医療」だと考えます。

予防医療には、生活習慣を改善し、適度な運動によって健康的な身体を維持したり、予防接種を受けるなどして、病気にかからないようにする「一次予防」、定期検診や検査などで早期に病気や病気のリスクを発見することにより、早期治療に取り組む「二次予防」、病気になっても適切な治療で病気の進行や症状を抑え、リハビリにより回復や再発防止を図る「三次予防」の3つの段階がありますが、最も重要なのは病気になる前に予防する一次予防です。

2013年4月、厚生労働省が健康寿命（後述）の延伸を目的にスタートした国民健康づくり運動「健康日本21（第二次）」では生活習慣病が重点分野とされており、例えば糖尿病では、糖尿病の発症予防（一次予防）～糖尿病の合併症の予防（二次予防）～合併症による臓器障害の予防・生命予後の改善（三次予防）まで、具体的な目標が掲げられています。

ところが、一般の病院や診療所では、長く健康で過ごしていくために、一番重要な最初の段階である一次予防に関与することは、ほぼありません。なぜなら、国民皆保険制度は病気に対する保険制度ですから、病気にならないと原則使うことができないからです。

このことは、別な見方をするなら、日本は保険制度があるがために、「予防」という概念が発達しにくい土壌だということです。

治療費が比較的安いから、「病気になってから治療すればいいや」。心のどこかで、そんなふうに思っている方はいらっしゃいませんか?

国の政策はともかく、ご自身の健康のために、生活習慣を見直すことはとても大切なことです。みんなが元気になって、しかも医療費の削減にもつながる――。こんな良いことは、ないではないですか。

抗生剤を飲んでも風邪は治らない

医療費の問題は、医療提供側にも責任の一端があります。特に、私が気になるのは、過剰医療です。過剰医療は先進国の共通課題ですが、とりわけ日本では検査や検診、投薬の過剰が目立つように感じます。もちろん、何が不足していて、何がやりすぎなのか、何がコストパフォーマンスや予算上優れているのか簡単に見極めることはできませんが、そうした傾向は往々にして見られます。

例えば、あなたが風邪をひいて病院へ行ったとしましょう。すると結構な確率で、抗生剤（抗菌薬）が処方されると思います。でも、実は、ほとんどの風邪には抗生剤は効きません。これは医者の間では常識です。風邪の原因の90％はウイルス感染症ですが、そもそも細菌に効き目を発揮する抗生剤は、ウイルスをやっつけることはできないのです。にもかかわらず、いまだに抗生剤が処方されているのは、はなはだ疑問です。患者さんの中には、まだ「抗生物質が風邪の特効薬」だと誤解している方も多いので、そうした患者さんから「なぜ抗生剤を処方してくれないのか？」と不満そうに迫られると、なかにはつい経営のことや、目先の患者満足度が頭の中をよぎり、処方してしまうという医者もいるかもしれません。あってはほしくないことですが……。

また、だいぶ以前から「薬漬け」という言葉が頻繁に使われるようになりました。その理由として、かつては病院経営のためといわれていましたが、90年代後半くらいから厚生労働省（当時厚生省）が医薬分業を推進したため、今は薬を大量に処方しても病院は儲かりません。それよりも、近年最も問題となっているのは、大量処方による高齢者の健康被害です。

本来、高齢者は体の代謝機能が落ちるのに伴って、投薬を減らす必要があります。しかし、多くの高齢者は、高血圧で血糖値も高く、おまけに関節リウマチも患（わずら）っているといったように、一人でいくつもの病気を抱えているのが普通です。したがって、その患者さんはそれぞれ専門の診療科を受診することになります。医者は通常、専門領域の薬しか出しません。そうすると、このとき医者同士の連携が悪かったりすると、複数の診療所から10種類20種類もの薬を処方してもらうことになり、かえって体に害を及ぼすことになってしまうのです。まさに「船頭多くして船山に登る」です。つまり、全体のバランスを考えるリーダー的存在がいないのです。また、安心のために、薬の処方を歓迎するご家族が多いことも問題です。

いずれにしても、必要以上に薬を服用して副作用を起こし、その副作用を抑えるためにさらに薬が投与されるということが少なからずあります。何のために薬を飲んでいるのか、問題が解決されたら速やかに内服を中止していくべきなのです。

アメリカでも過量服薬（ＯＤ／オーバードース）は、ずっと以前から問題になっています。

1998年の報告では、1994年の1年間で30億件の処方箋が出され、約200万人が副作用で入院し、約10万人が死亡しているとのことで、特にオピオイドが関連しているといわれています。

オピオイドは、麻薬性鎮痛薬など、脳や脊髄（せきずい）に作用して痛みを抑える薬の総称で、世界的大スター、マイケル・ジャクソンやプリンスの死因とされている薬剤です。

痛み止めを英語では「Pain Killer（痛みを殺すもの）」と言いますが、患者さんごと殺されてしまうことが、こんなに起こっているのです。

日本の自殺人口は世界トップクラス

2019年、金融庁の金融審議会市場ワーキング・グループの報告書に記載されていた「老後2000万円問題」が話題になったことを覚えていらっしゃると思います。この「2000万円」は、収入が年金のみの無職の高齢夫婦二人世帯をモデルケースとして、20～30年を生きる場合に年金以外に必要とされる金額です。ただし、報告書には、これはあくまで平均値であるため、高齢者世帯の実態を必ずしも表しているとは言えない、といった批判もあります。ただ、この報告書をきっかけに、多くの人が老後に不安を感じたことは確かでしょう。

厚生労働省の国立社会保障・人口問題研究所「日本の将来推計人口（平成29年推計）」によれば、出生率の改善が進まない場合、日本の人口は２０５３年に１億人を切ると予測されています。なかでも15～64歳の生産年齢人口（現役世代の人口）は、２０１５年の７７２８万人から、50年後には４５２９万人にまで減少すると予測されており、その一方では65歳以上の高齢者人口は３３８７万人から３３８１万人と、生産年齢人口と比較して、ほとんど減少しません。

半世紀前の日本は、高齢者一人をおよそ９人の現役世代で支える「胴上げ型」の社会でしたが、少子高齢化が進行した２０１２年には現役世代２・４人が一人の高齢者を支える「騎馬戦型」になりました。そして、このまま何も打つ手がないまま、人口が１億人を切るとされる２０５３年には、現役世代１・３人で高齢者一人を支える「肩車型」社会に突入することが必至となります。そうなったときには、年金制度も、もちろん国民皆保険制度も、崩壊しかねません。

ひるがえって、今の若い世代の現状を見ると、どうも手放しで明るい未来を信じているわけではないように思えます。内閣府が行った7か国（日本、韓国、アメリカ、イギリス、ドイツ、フランス、スウェーデン）の13歳～29歳までの男女を対象とした「我が国と諸外国の若者の意識に関する調査（平成30年度）」では、日本の若者は、例えば「悩みや心配ごと」の有無では、「心配」または「どちらかといえば心配」と回答した割合が最も高かったのは「お金のこと」の79・3％、次いで高かったのは、順に「自分の将来のこと」78・1％、「仕事のこと」70・8％。

「自国社会の問題」という項目では、「真面目な者がむくわれない」が1位で39・8％、2位は「学歴によって収入や仕事に格差がある」の35・9％、3位は同ポイントで「貧富の差がある」「よい政治が行われていない」が32・9％。「若者の意見が反映されていない」というのも28・7％ありました。

また、「働くことに関する現在または将来の不安」を尋ねたところ、「十分な収入を得られるか」が「不安」または「どちらかといえば不安」が1位で77・1％、次いで「働く先での人間関係がうまくいくか」が76・0％、「老後の年金はどうなるか」が74・2％でした。

こうしてみると、やはり今の時代、若者にとって必ずしも生きやすい世の中ではないことが感じ取れます（中高年にとっても同じかもしれませんが）。

✚ [図表2] 15~24歳の自殺率推移(10万人当たり)

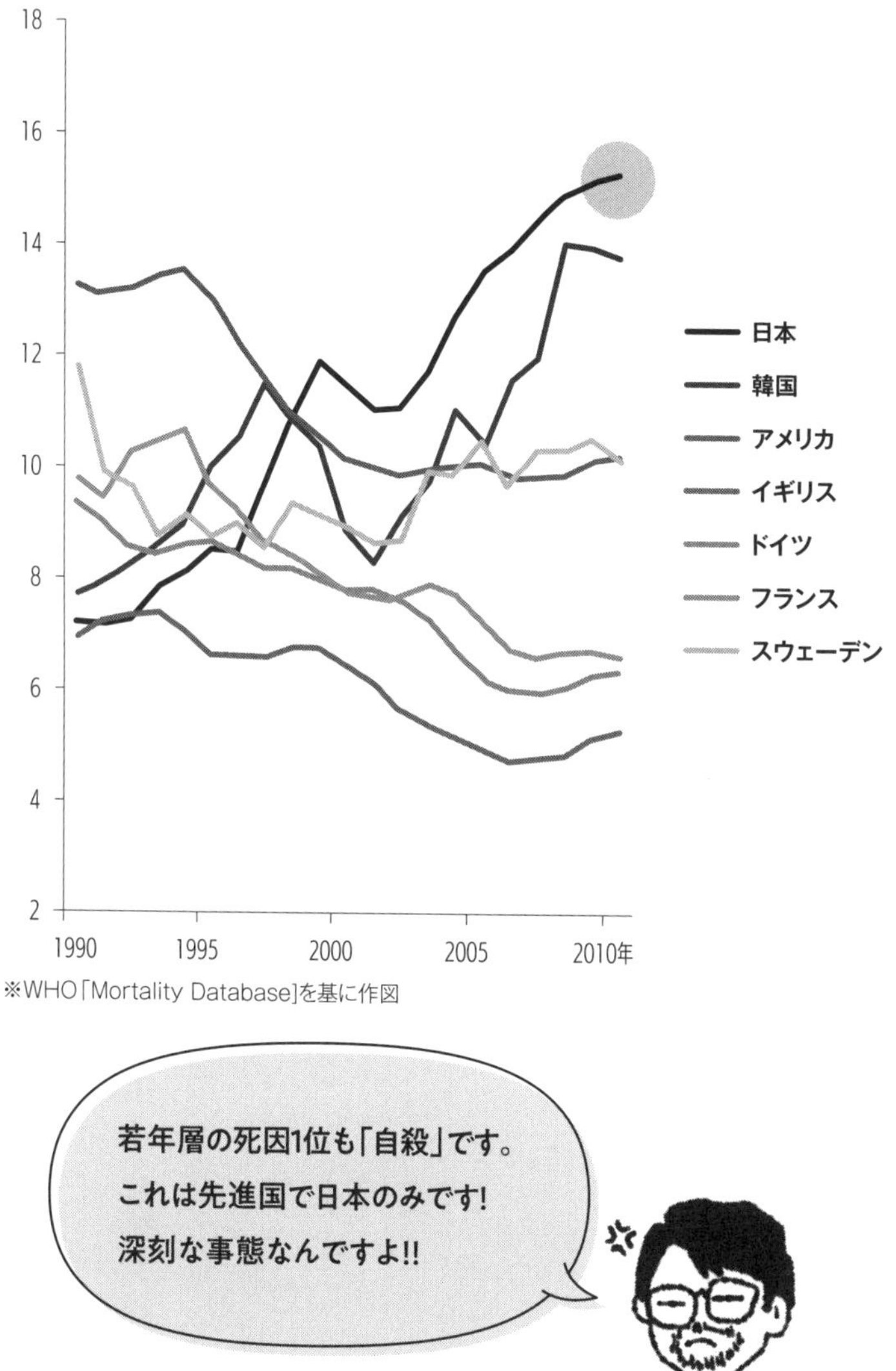

※WHO「Mortality Database」を基に作図

ところで、日本の自殺死亡率はG7（フランス、アメリカ、イギリス、ドイツ、イタリア、カナダ、日本）の中でワーストです。厚生労働省によれば、2020年4月の自殺者数は前年同期比で大幅に減少し、過去5年間で最少になったということですが、それでも「自殺が多い国」ということには変わりはありません。しかも10代～30代の若者における死因の1位が自殺というのですから、事は深刻です。これも若者たちに閉塞感が広がっているからでしょうか。

こんな状況ですから、もう若い世代は「いっぱいいっぱい」です。経済的なことはもちろんですが、いろいろな意味でも高齢者に手をさしのべるだけの余裕はありません。ですから、あえて高齢の方に申し上げたいのは、「誰かが何とかしてくれるはず、助けてくれるべきだ」と思い込むのは危険だということです。「もっと高齢者を優遇すべきだ」などと、甘えてはいられません。

こと医療費に関していうなら、拡大し続ける状況を何とか抑制しないと、結局、その恩恵を受けているのは高齢者だという不満につながりかねないと思うのです。人は、いろいろ不満があると、そのはけ口を探すものです。それが高齢者だったり、小さな子どもを持つ母親だったり……。特にここ最近は、先述のような財政上の問題もあり、より世代間の格差が少なく、不満の少ない解決策が求められているのです。

私が言いたいのは、各世代、各個々人が、それぞれできる範囲で自助努力をしていけばこそ、その集合体である日本は、健康的で、持続可能な国たり得るということです。

つまり、本書の最大のテーマは「正しい自助努力の仕方」です。たいした手間も、お金もかかりません。でも、ご自身のみならず、日本の将来を健康にする、ぜひとも必要なメソッドだと思うのです。

第2部で詳しくお話ししますので、ぜひ実践してみてください。

Healthy habits

日本人の体はとっくに壊れ始めている

何年か前から「人生100年時代」ということがさかんに言われるようになりました。これはロンドン・ビジネス・スクール教授のリンダ・グラットンとアンドリュー・スコットが『LIFE SHIFT（ライフ・シフト）100年時代の人生戦略』で提唱した言葉で、彼らは世界で長寿化が進み、先進国では2007年生まれの二人に一人が100歳を超えて生きる時代が到来すると予測し、国、組織、個人がライフコースの見直しを迫られていると論じています。

確かに「人生100年時代」は、決して大袈裟ではありません。2020年7月、厚生労働省が発表した2019年の日本人の平均寿命は、男性81・41歳、女性87・45歳。前の年に比べて、それぞれ0・13歳、0・16歳延びて、いずれも過去最高となりました。

また、2020年9月1日時点の100歳以上の高齢者の数は8万450人で、前年より9176人の増加。100歳以上人口の増加は50年連続だそうです。

しかし、ここで問題にすべきは「健康寿命」です。健康寿命とは、「健康上の問題で、日常生活が制限されることなく生活できる期間」のこと。「日常生活の制限」とは、介護や病気などをさし、自立して元気に過ごすことができない状態です。

つまり、どんなに長生きでも、長期間にわたって要介護状態や、入院生活であるなら、健康寿命は短いということになりますし、個人の寿命と健康寿命にあまり差がないと、亡くなる直前まで健康に過ごしていたことになります。

では、日本人の平均寿命と健康寿命にはどのくらいの差があるのでしょうか。

内閣府「令和元年版高齢社会白書」によると、２０１６年時点の健康寿命は男性72・14歳、女性74・79歳、平均寿命は男性80・98歳、女性87・14歳。その差は男性８・84歳、女性12・35歳。すなわちデータ上では、病気などによって介護や支援などが必要になってから亡くなるまでに、男性では約9年、女性では約12年もの期間があることになります。

これでは、せっかく長生きしても面白くありません。毎日をいきいきと、健康でアクティブに過ごせてこその長生きです。

それには平均寿命と健康寿命の差を埋めて、病気や介護生活につながってしまう原因をできるだけ遠ざけること――予防することが第一です。

このことは高齢者に限ったことではありません。例えば、小児肥満は高率に成人肥満につながります。健康づくりは子どもの頃から……、何しろ全員が関心を持つべきなのです。

子どもが欲しくてもできない！　不妊治療大国・日本の現実

日本人の体は「危険ゾーン」に入っている。これはしばしば私が感じていることです。例をひとつ挙げます。日本は不妊治療大国です。妊娠できないカップルが年々増えていて、今や6組に1組が不妊に悩み、日本産科婦人科学会の発表では、２０１４年には体外受精や顕微授精の実施件数が累計39万件を超えたということです（体外受精の実施件数は世界一）。

にもかかわらず、１回の採卵当たりの出産率は世界最下位。日本は世界一「不妊治療で出産できない国」だったのです。これには晩婚化が大きく関わっていることは間違いありません。

日本人女性の平均初婚年齢は２０１４年、15年、16年、17年ともに29・4歳、第一子平均出生年齢は14年が30・6歳、15年、16年、17年は30・7歳。アメリカの第一子平均出生年齢は約26歳（２０１４年）ですから、いかに日本の晩婚化が進んでいるかがわかります（厚生労働省『人口動態調査２０１６』）。

また、男性も第一子を授かる年齢が高齢化し、１９７５年には28・３歳だったのが２０１０年には32歳と、３・７歳上昇しています（厚生労働省『人口動態調査２０１６』）。

しかし、原因はそれだけでしょうか。

知らず知らずのうちに触れたり、摂取したりしているさまざまな有害物質や悪い生活習慣、それらがジワジワと現代日本人の体を蝕んでいるのではないか……。

そう考えると腑に落ちるのです。

女性の不妊には、卵管性不妊（卵管が詰まっていたり狭くなったりしている）、卵巣性不妊（排卵がうまくいかない）、子宮性不妊（子宮筋腫やポリープなどが着床を阻害する）、年齢による卵子の質の低下による不妊、ほかに検査をしても原因が特定できない不妊があります。

しかし、いずれにしてもその大本は、そもそも現代日本女性の体が「妊娠しにくい体（体質）」になっていることにあるのではないでしょうか。環境の悪化や急激な変化、食生活をはじめとする生活習慣の乱れ、人間関係などから来る社会的ストレス、精神的ストレス……、そうしたさまざまなことが、少しずつ体に悪影響を及ぼしていく。当然、子宮環境も悪くなるというわけです。

また、男性不妊の場合、質の良い精子をつくる機能が低下している造精機能障害によるものが約80%を占めていると言います。精子は、精子の総数、精子濃度（精液1ml当たりの精子数）、運動性、形態などでその質が判定されますが、何が要因で精子をつくる機能が低下するのかは特定できないことも多く、約半数は原因不明です。しかし、喫煙、加齢、アルコール摂取、精神的ストレスなどが、不妊に関わる因子であることはわかっています。

心配されるのは、男性の精子の数が大幅に減ってきているという事実です。これは世界的な傾向で、２０１８年10月にはアメリカ生殖医学会が、欧米の男性の精子の数は過去40年未満の間に50%以上減少したと発表しました。

また、その前年の２０１７年8月には、イスラエルにあるヘブライ大学の研究グループが、北米、欧州、オーストラリア、ニュージーランドなどの男性の精子の数が40年で半減したという研究結果を発表しました。ちなみに研究グループは、高所得とはいえない国々（南米とアジア、アフリカそれぞれの一部）のデータもとりましたが、これらの地域では、精子の数に目立った変化は見られなかったそうです。

少し古くなりますが、日本では１９９８年に帝京大学医学部の押尾茂（おしおしげる）講師（当時）らが、日本人の20代男性の精子の数が、中年の男性に比べ半数しかないという調査結果を発表しました。東京近郊に住む20代男性50人と37~53歳の中年男性44人の精子数を比較したところ、精液１ml当たりの平均精子数が中年男性は８４００万個なのに対し、20代男性は４６００万個ほどしかなかったそうです。

こんなわずかな世代の違いで、精子数にここまで開きがあるとは……。

何か恐ろしいことが起こっている!!　そんなふうに思うのは私だけでしょうか。

生活環境の変化でかかる病気も変わってくる

近年、病気の動向が変わってきていると感じます。

例えば、子どもの気管支喘息が増えているのもそのひとつです。文部科学省が２０１３年12月に発表した「学校保健統計調査」によれば、２０１３年度の子どもの喘息症状の保有率は幼稚園児で２・１％、小学生で４・２％、中学生で３・２％、高校生でも１・９％。記録されているデータのうち最も古い１９６７年度では、幼稚園児０・３％、小学生０・３％、中学生０・１％、高校生０・１％でしたから、なんと10倍以上も増えていることになります。

こうした増加傾向の原因としては「診察率の増加」もあるかと思いますが、それ以外にアレルゲン（アレルギー症状を引き起こす原因となる物質）の増加、排気ガスや排煙などによる大気汚染、食品や住宅建材などの化学物質、過労やストレスなどが考えられます。

なかでも多いといわれているのがアレルギーの影響で、時代とともにアレルゲンも多様化してきているようです。

例えば、室内で動物を飼うようになって増えたのがペットアレルギー。これらは現代だからこそのアレルギーといえるでしょう。

また、ダニアレルギーも近年目立ちますが、これもかつては春から夏にかけて繁殖し、寒くなると死んでしまったダニが、密閉性が高く、室内温度がほぼ一定の現代の家屋で一年中生息できるようになったことが大きな要因だと思います。そのほか、カビや花粉、ハウスダスト、食物などもアレルゲンとなります。

昔とは違う生活環境が、喘息などのアレルギー疾患の増加につながっているのかもしれません。

自閉症や難病の急増は本当か？

自閉症の子どもも増えています。自閉症は1975年頃から先進各国で急増しており、アメリカでは1975年当時、自閉症と診断される子どもは5000人に一人だったのが、2015年には68人に一人にまで増えています。日本でもこの傾向は同じで、現在子どもの約50人に1人が自閉症と診断されているとも言われています。

一方、アメリカのオハイオ州、ペンシルバニア州、中西部や、カナダのオンタリオ州などに居住するドイツ系移民のアーミッシュにおいては、自閉症は非常に少なく、いまだ以前と変わりない発症頻度です。彼らは、電気も車も使わず、移民当時の生活様式を保持し、農耕や牧畜によって自給自足の生活をしています。

自閉症もまた現代病のひとつなのか、そう思いたくもなります。

どうして自閉症になるのか、その原因はまだ明確になっていませんが、生まれつきの脳の機能異常によって引き起こされていると考えられています。これまでの研究結果からは、ある種の遺伝子異常が関与しているのではないかと推定されていますが、その原因遺伝子は特定されていません。

親御さんの中には、「育て方が悪かったのではないか？」「しつけ方に問題があったのでは？」と悩む方がいますが、これは研究により否定されています。

難病が増えているのも近年の特徴です。厚生労働省によると、難病医療費助成制度の対象疾病（指定難病）は２０１９年７月から３３３疾病に拡大しています。難病は１９７２年に策定された「難病対策要綱」の中で、

①原因不明、治療方針未確定であり、かつ、後遺症を残す恐れが少なくない疾病
②経過が慢性にわたり、単に経済的な問題のみならず、介護等に等しく人手を要するために家族の負担が重く、また精神的にも負担の大きい疾病

と定義されています。

対象となる病気が多いため、少し見づらいですが図表3をご覧ください。国は、こうした難病の患者さんに医療費助成を行っていますが、昭和49年（１９７４年）度から平成23年（２０１１年）度の37年間で、特定医療費（指定難病）受給者の数が増加の一途を辿って

✚ [図表3] 難病受給者件数

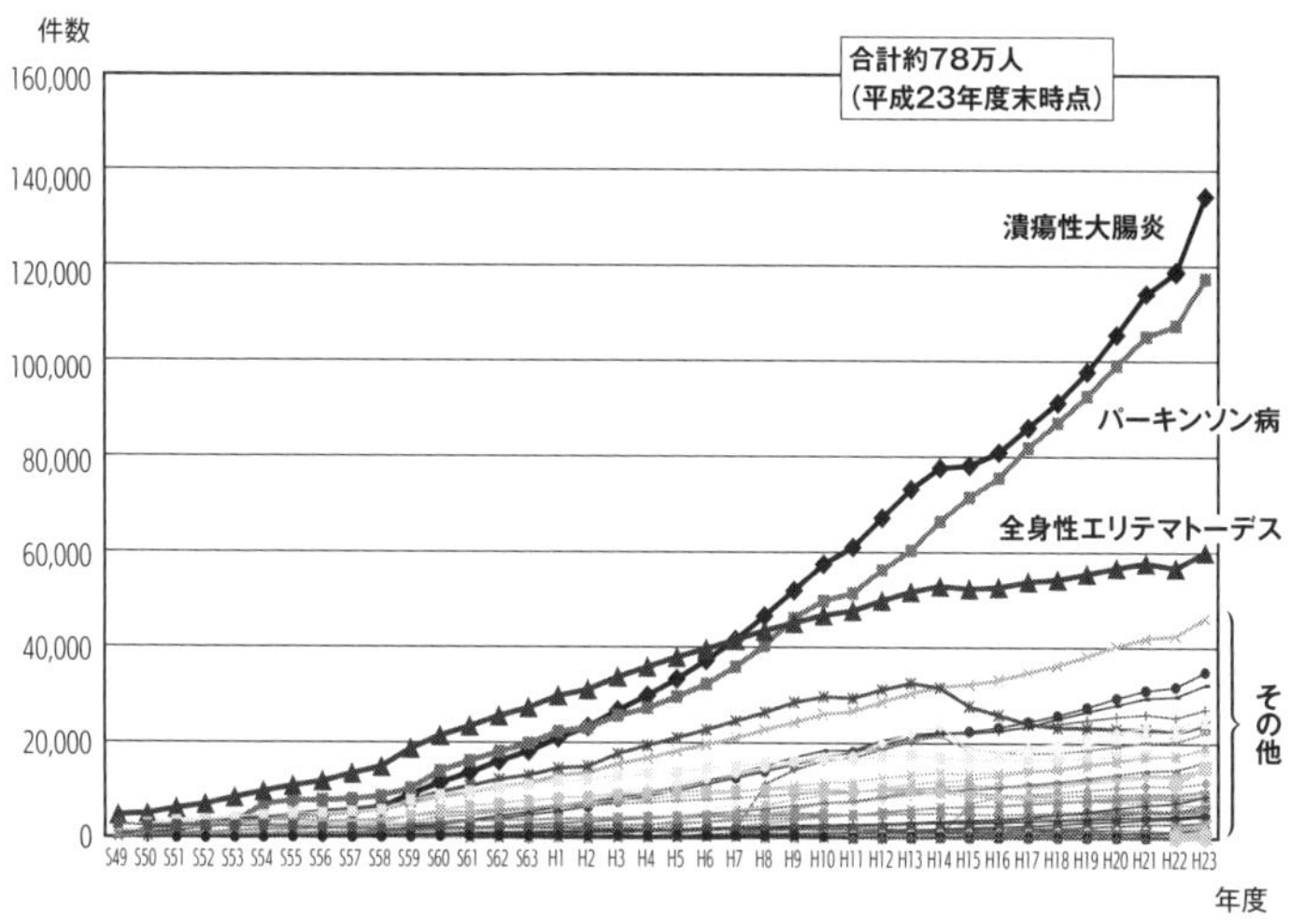

※第1回指定難病検討委員会資料、参考資料3を基に作図

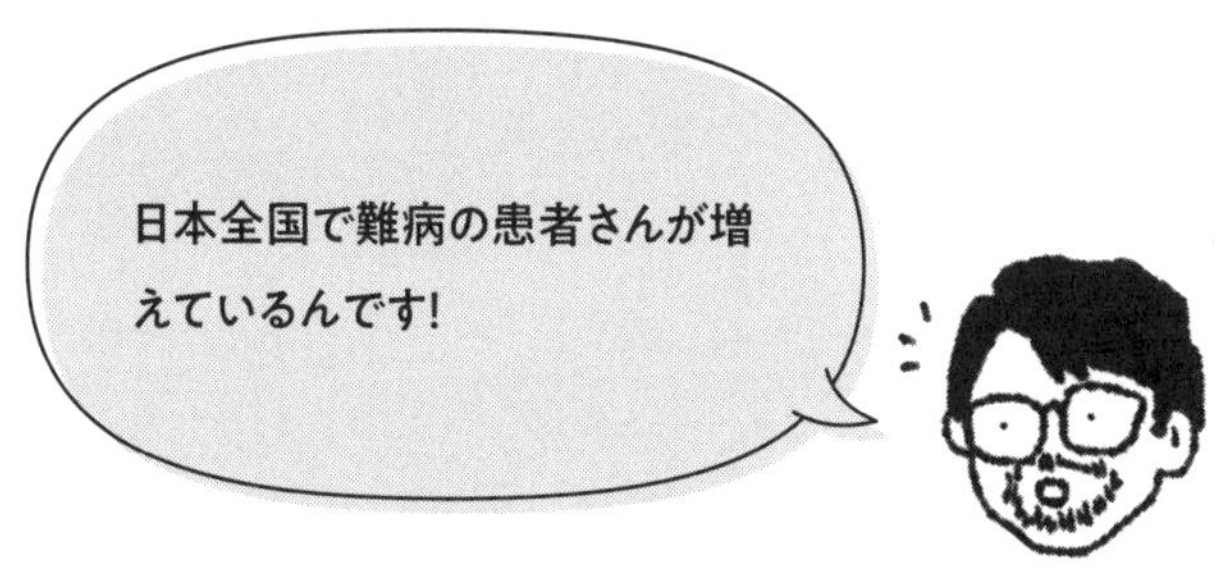

いることがわかるでしょう。

特に潰瘍性大腸炎やパーキンソン病はものすごい勢いです。潰瘍性大腸炎は安倍晋三・前総理の持病ということで有名になった病気ですが、１９７５年度の受給者数は９６５人だったのに対し、２０１１年度には13万３５４３人に。パーキンソン病も１９７８年度の３２６３人が、２０１１年度には11万６５３６人に膨れ上がっています。

喘息しかり、自閉症しかり、難病しかり。なぜ、こんなに病気が急速に増えるのでしょうか。

例えば、生き物の塩分濃度は約０・９％といわれ、私たち人間を含む多くの生き物で、およそ保存されています。それは、生き物が成り立ってきた頃の太古の海の塩分濃度に由来していると考えられています。

もし病気の原因が、生き物の側にあるのなら、病気の成り立ちも同じく、とてもゆっくりと起こるのではないでしょうか。しかし、現実は見ての通りです。

生き物を取り囲む環境が地球規模で壊れてきているように思えてなりません。

肥満や病気に深い関係のある「腸内フローラ」

ところで、みなさんは「腸内細菌」をご存じですか？　近頃、メディアでもよく取り上げられていますね。

私たちの腸内には、多種多様な細菌が生息しており、その数は1000種100兆個以上といわれています。これらの細菌は種類ごとにグループをつくっており、顕微鏡で腸内を覗くと「お花畑」のように見えることから、腸内フローラ（腸内細菌叢）と呼ばれるようになりました。

腸内細菌は、大きく「善玉菌」「悪玉菌」「日和見菌」の三つに分けられます。

善玉菌は体に有益に働いてくれる菌で、代表的なものとしてはビフィズス菌や乳酸菌などがあります。

悪玉菌は反対に健康に有害な菌で、ウェルシュ菌、ブドウ球菌など。日和見菌はどちらにも属さず、腸内の善玉菌、悪玉菌の優勢なほう（多いほう）に味方する菌で、バクテロイデス、ユウバクテリウム、嫌気性連鎖球菌といった菌がこれに当たります。

一般に、健康な人の場合、腸内細菌は善玉菌のほうが悪玉菌より多く、善玉菌、悪玉菌、日和見菌の理想の割合は2対1対7といわれています。そして、この腸内環境のバランスは、年齢や体調、生活環境など、さまざまな要因によって変化します。

例えば、食生活の乱れ、運動不足やストレス、喫煙などで、腸内環境のバランスが崩れると悪玉菌が優勢となり、腸内は腐敗し、アンモニアやアミン、硫化水素などの有害物質や、発がん性物質が増えてしまいます。これらの「毒」は腸から吸収され、血液を介して全身に運ばれることになり、肌荒れや免疫力の低下、さらには生活習慣病を誘引するなど、さまざまな不調につながります。

一方、善玉菌が優勢となった腸内フローラは、乳酸や酢酸などの有機酸をつくり、腸内を酸性にすることによって、悪玉菌の増殖を抑えて腸の運動を活発にし、免疫力を高め、病原菌による感染を予防し、腐敗産物の産生を抑制します。また、ビタミンB群やビタミンKを合成するといった生理作用もあります。

病気知らずの体をつくる、知られざる「腸内細菌」効果

腸内細菌についてはこの他にも、近年、さまざまなことがわかってきています。

「母親の腸内細菌と自閉症の子ども」との関係もそのひとつです。それは「子どもが自閉症になるリスクは、母親の腸内の微生物（マイクロバイオーム＝腸内細菌）の健康状態によって決定される」というもので、２０１８年7月、アメリカのバージニア大学の研究者たちによって発表されました。

自閉症の原因は、主に遺伝子因子と環境因子の複合的結果だと言われていますが、母親の腸内細菌が影響しているというのは、実に画期的な発見だと思います。

さて、母親の子宮の中にいる胎児の腸内は無菌状態です。それが出産のとき、自然分娩であれば、赤ちゃんが産道を通る際に、そこに生息していた母親の菌をそのまま引き継ぐといわれています。つまり、赤ちゃんの腸内環境は、すべて母親から受け継いだものですから、母親の腸内環境が悪化していれば、それが子どもの発達に影響を及ぼすことは、十分考えられます。

最近、「腸と脳の関係」の研究が盛んに行われ、腸は「第二の脳」などとも言われていますが、アメリカのアリゾナ州立大学の調査では、自閉症児の腸内細菌は非常に多様性が低く、腸内細菌の数が貧弱な傾向にあることがわかったそうです。

そこで同大学研究チームは、自閉症の児童18人に抗生物質や健康な人の腸内細菌移植を

✚ [図表4] 人間の成長過程と腸内フローラの変化

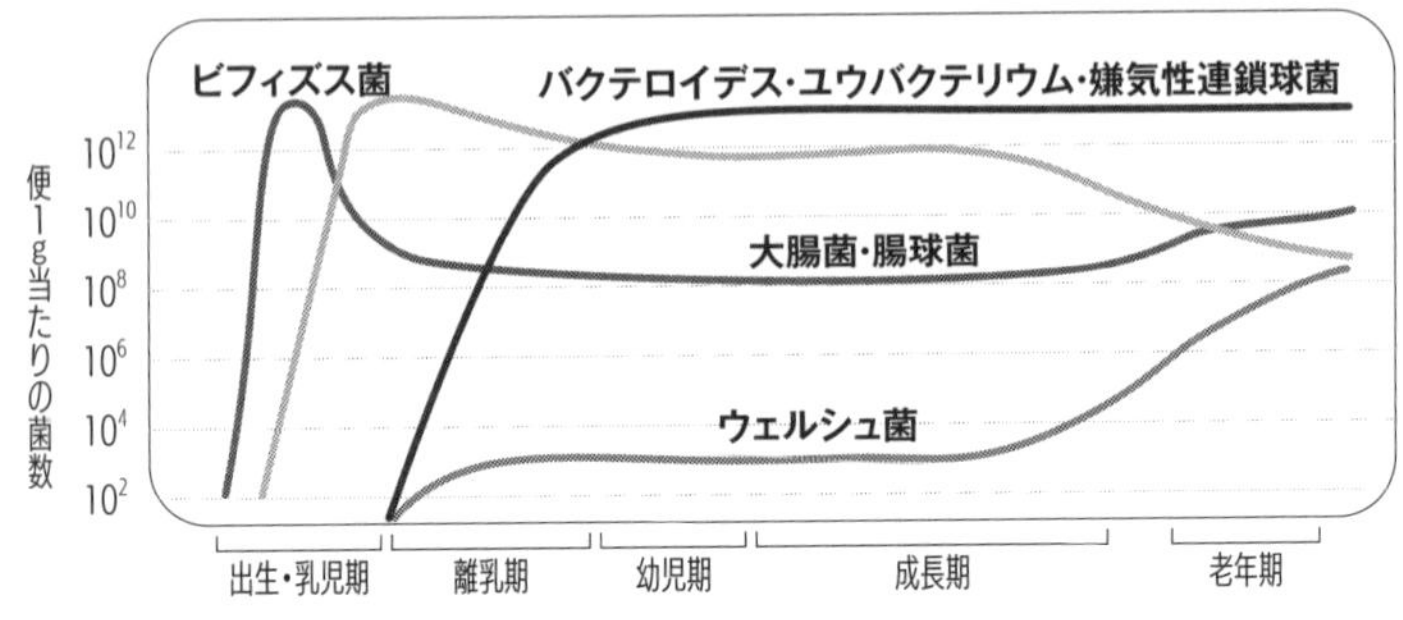

善玉菌・悪玉菌・日和見菌は
体調や年齢によってバランスが変わります。

健康の維持・増進には、
善玉菌が優位の腸をつくることが大切!

※光岡知足編『腸内フローラと食餌』より作図

病気には腸内フローラが関係しているんです!

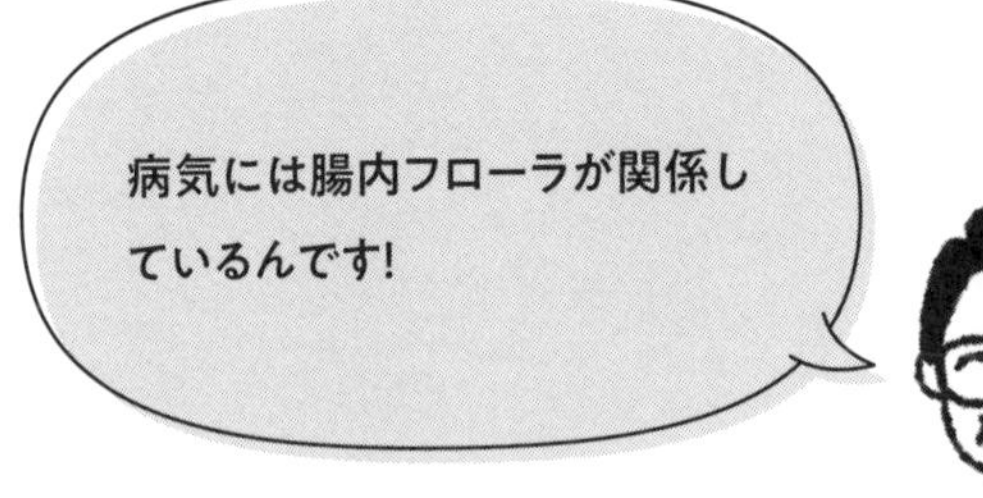

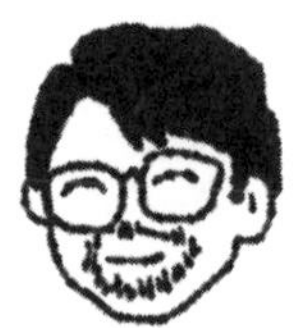

組み合わせて、腸内フローラを変化させる治療を行ったところ、2年後には腸内フローラの多様性が増し（善玉菌の増加が顕著）、それに伴って症状の大幅な改善が見られたということです。

難病も腸内細菌が原因だった？

先ほど、難病が増えているというお話をしました。特にパーキンソン病と潰瘍性大腸炎の増加が甚だしいということもお話ししました。

パーキンソン病と潰瘍性大腸炎――「脳」と「お腹」の病気に何の関係が？　と思いますが、他人のそら似では説明できないほど、同じ時期から、同じ傾向で増加してきているのが気になります。私は前々から、同じ原因があるのではないかと思っていたのですが、近年これらの病気の原因が徐々にわかってきたのです。

しかも、そのキーワードは「腸内細菌」。またしてもここで、腸内細菌が登場するのです。

パーキンソン病は、アルツハイマー病についで2番目に多い進行性の神経変性疾患です。高齢になると発症の確率が高まり、運動機能に障害が出るため、寝たきり、介護の原因となります。

現段階では、一度発症してしまうと根本的な治療は見込めず、対症療法的に症状の進行を防ぐことができるだけですが、各国、各機関の研究により、治療への新しいアプローチが期待されています。

そのひとつに2020年6月、パーキンソン病について名古屋大学から、日本、アメリカ、フィンランド、ロシア、ドイツの5か国における腸内フローラをメタ解析という方法で分析した確度の高い報告がありました。

パーキンソン病は、中脳のドパミンをつくる細胞に、α-シヌクレインという特殊なタンパク質が異常凝集することで引き起こされます。一方、腸管は粘膜に覆われていて、ムチンと呼ばれる粘液が、外からの刺激に弱い粘膜の保護、保湿、抗菌、異物除去といった役割を担っています。ムチン分解菌はこのムチンを分解してしまう細菌で、これが増えると腸の粘液層（ムチン層）が薄くなり、腸管壁の透過性が上昇してしまいます（細菌などが通り抜けやすくなる）。

つまり、このムチン分解菌が増加することによって、ムチン層が分解され、腸管壁の透過性が上昇することによって、腸管神経叢にα-シヌクレインが蓄積され、それが中脳まで行って、パーキンソン病の発症や進行につながる可能性があるということ。また、短鎖脂肪酸産生菌の減少により中枢神経の炎症を抑制できなくなり、パーキンソン病を進行させる可能性が示唆されたということです。

一方、潰瘍性大腸炎についても、これまでは医者に聞くと、「生まれつきの体質や、免疫の異常、心理的なことが関係していると考えられますが、原因ははっきりしていません」という答えが返ってくるのが一般的でした。

しかし、最近では腸内細菌が関係していることが指摘されるようになりました。

日本では、炎症性腸疾患（潰瘍性大腸炎とクローン病）の患者さんが、１９８０年代から爆発的に増加しましたが、高度成長期に代表されるような社会環境の変化が、日本人の腸内フローラ成立に影響を及ぼしたこと、加えて食生活の欧米化や生活習慣などの大きな変化が、腸内フローラの変化につながったことに関係しているのではないかと思います。

腸の「デブ菌」が肥満や病気を招く

最近の研究では、腸内細菌が糖尿病や肥満に関係することもわかってきました。

近頃よく言われている「デブ菌」「ヤセ菌」ですが、これはまさしく腸内細菌のことです。前述のように、腸内細菌の日和見菌は善玉菌にも悪玉菌にも属さず、優勢のほうに加勢して働きますが、それ以外にも独自の特徴があることが明らかになってきました。その中で、やせやすい体質にしてくれるのが「バクテロイデス門」というグループの腸内細菌。逆に、「フィルミクテス門」というグループの腸内細菌は、増え過ぎると太りやすい体質になります。

なぜなら、バクテロイデス門の細菌は、食べ物を分解すると短鎖脂肪酸を排出しますが、その短鎖脂肪酸は脂肪細胞に働きかけ脂肪の取り込みにブレーキをかけるため、結果的に肥満を防ぐ。一方、フィルミクテス門の細菌は、食事から取り込むエネルギー量が多く、そのため肥満になりやすいといわれているのです。

また、腸内フローラと糖尿病の関係では、アメリカのイリノイ大学の研究で、血糖コントロールがずっと良好、あるいは徐々に改善する人の腸内では、腸内細菌が多く見られ、代謝機能や免疫機能などに良い影響を及ぼす善玉菌が多いことが明らかにされています。

日本でも2014年、順天堂大学研究チームが2型糖尿病患者では腸内フローラが乱れていることと、腸内細菌が腸内から血中へ移行しやすいことを報告しています。腸内フローラが乱れると、悪玉菌が血液の中に入り込んで筋肉や肝臓、脂肪組織などで炎症を起こします。その炎症がインスリン抵抗性を高めるため、糖尿病の発症につながるというわけです。

インスリン抵抗性とはインスリンが体内で効きにくい状態のことで、それにより糖が十分に体の中に取り込まれなくなると血糖が上昇します。原因は主に運動不足や肥満などですが、腸内環境のバランスの乱れにより慢性的な炎症が起こることも、インスリン抵抗性の一因になっているといわれています。

実際、2型糖尿病患者さんでは、本来腸内のみに存在しているはずの腸内細菌が、血管内で発見されることが多々あるようです。

このように腸内フローラは、私たちの体の状態や病気との関連が大きいことがわかってきました。前出の疾患のほかにも、腸とあまり関係のなさそうな心臓も腸内細菌が影響を及ぼしているという研究がなされていますし、認知症との関係についても研究が進められています。

例えば、国立長寿医療研究センターは「認知機能と腸内細菌が強く関連する」ことを発表しました（2020年5月英・科学雑誌「Scientific Reports」に発表）。

同研究グループが認知症の人の糞便を解析した結果、ビフィズス菌などの善玉菌がつくり出す乳酸が低下している一方、アンモニアなどの腐敗産物が増加していることがわかったそうです。このことは、従来から知られている年齢などの認知症の危険因子とは独立して、糞便中のアンモニアや乳酸が認知症と関係することを示唆しています。

そのほか、うつ病、不眠症、自己免疫疾患、動脈硬化、肝臓疾患、がん、多発性筋痛症、クロストリジウム感染症などの病気も、腸内フローラのバランスの乱れが影響していることがわかっています。

私は、未知の病気に遭遇したら、まず腸内細菌を疑うべきではないかと思うようになりました。増えたり、減ったりしている細菌の種類が、病気の種類なのではないかと……。

私たち人間は、腸内細菌が存在しなければ生きていくことはできません。食べたものを消化吸収するにも、腸内細菌の力が必要なのですから。ただ、これまでお話ししてきたように悪玉菌が増えてしまうと、さまざまな病気を引き起こします。逆にいうと、腸内細菌の詳細な解析が病気の治療法や予防法の開発のための新たな切り口になるかもしれません。

現時点では、まだまだ関連が完全につかめている病気は多くありません。しかし、例えば抗生剤を服用した後、菌交代現象として生じる偽膜性（ぎまくせい）腸炎は、今は菌種が同定されてクロストリジウム感染症と呼ばれています。この例のように、病気を引き起こす腸内細菌は次々と同定されていくのではないかと思います。

万病の元「慢性炎症」は加齢によって起きやすくなる

ここで炎症について、少し説明しておきたいと思います。

炎症とは、簡単にいうと、体を守るために体の一部が熱を持ったり、赤く腫れたり痛んだりする現象のことです。皮膚におできができたり、擦りむいたりしたときに起こるそれです。すなわち、炎症は、体が何か有害な刺激を受けたときに、それを取り除こうとする反応——生体防御反応です。

そのため炎症は皮膚の表面に現れる症状だけでなく、体の中でも起こります。肺炎、腎炎、肝炎など、「○○炎」と名のつく病気がたくさんありますが、これらはその部分が炎症を起こしている病気です。

炎症は一過性であるのが普通ですが、これが慢性化して慢性炎症になると非常に面倒なことになります。例えば、動脈硬化や喘息、アトピー性皮膚炎、歯周病なども慢性炎症ですが、炎症状態が長く続くとそれは炎症のある組織に止まらず、血液や血管を介して全身に広がり、体の組織の機能や構造に異常を生じさせることになってしまいます。

この慢性炎症は、老化と深い関係があることがわかってきました。特に、腸の老化は「万病の元」といわれ、腸内フローラのバランスが崩れることで、毒素をつくる悪玉菌が増え、腸管粘膜成分が減り、免疫細胞が働きにくい環境となって、深刻な慢性炎症の状態に陥ります。

そして、腸から始まる慢性炎症は、動脈硬化や糖尿病、肝臓病などの生活習慣病の引き金になります。

このように、老化に伴って慢性炎症が起きやすくなりますが、反対にその慢性炎症は老化の主要因とも考えられています。まるで「ニワトリと卵」のような話ですが、老化を防げば慢性炎症が防げるし、慢性炎症を防ぐことができれば老化が防げるというわけです。

生活習慣病の三大リスクファクター

加えて説明しますと、生活習慣病の三大リスクファクター（危険因子）は、この「慢性炎症」と「酸化」と「糖化」です。

酸化とは、物質が酸素と結びついて起こる化学反応のことですが、それは私たちの体の中でも起こっています。この体の酸化が老化を招き、さまざまな生活習慣病を誘引するのです。

体の酸化の原因となるのは、活性酸素です。私たちの体は酸素を取り込み、それを利用してエネルギーをつくり出していますが、その過程で、酸素の一部は活性酸素になります。この活性酸素はとかく悪者扱いされていますが、体内に侵入したウイルスなどから体を守るという重要な役割を果たしています。しかし、活性酸素が増えすぎると、健康な細胞まで傷つけてしまいます。これが体の酸化です。

活性酸素は、呼吸による酸素以外にも、紫外線、環境汚染、喫煙、アルコールの摂り過ぎ、食品添加物、ストレスなどによっても増加します。また、過度な運動や運動不足も活性酸素を増やします。

さて、酸化は体の「錆(さ)びつき」ですが、一方の糖化は体の「焦(こ)げつき」です。すなわち体の中でタンパク質と余剰の糖が結びつくことにより、タンパク質が劣化しその働きをなくしたり、この糖化により糖化最終生成物（ＡＧＥｓ）がつくり出され、血管に蓄積すると動脈硬化、脳は認知症、内臓はがん、目は白内障、老眼、骨は骨粗しょう症、皮膚はシワやシミになりやすいといわれています。また、糖化は活性酸素を大量につくり出し、体の酸化を亢進させます。

ちなみに、ＡＧＥｓも糖の影響だけでなく、飲酒や喫煙、脂質の過剰摂取など、さまざまな要因によっても産生されます。

以上のことから、炎症、酸化、糖化、これらを抑えれば、老化を遅らせることができる。すなわち、私たちは健康・長寿を手に入れることができるのです。

薬は病気の症状を緩和させるだけ

確かに、かつては風邪の重症化を防ぐためなどに、抗生剤が処方されていました。「風邪に特効薬はない」といわれるように、風邪の原因ウイルスを倒す薬はありませんから、風邪には解熱剤や咳止めなど、症状緩和と体力消耗を防ぐ薬が処方されるのが一般的です。ただ、風邪をこじらせて肺炎を発症してしまった場合などには、肺炎と判断した時点で抗生剤を使って治療をするのが基本です。こうしたことによって、医療者と患者さん双方に

「風邪には抗生剤」という意識が植え付けられてきたのだと思います。しかし、肺炎の予防のために抗生剤を飲んでも、実際はまったく効果がありません。

よく、「念のために抗生剤を出しておきましょう」と言う医者がいますが、これは極めて危険です。なぜなら、一つには、もともとその人の体に抗生剤の効かない細菌（耐性菌）がわずかにいて、それが抗生剤を使ったがゆえに生き残って増えていくということがあります。また、抗生剤を使っているうちに、細菌が生き延びるために変化して耐性菌になっていくパターンもあります。

細菌は、さまざまなメカニズムで、抗生剤への耐性を獲得していきます。抗生剤で自らの生存が脅かされれば、抗生剤に耐えられるように性質を変えたものが一定の割合で出現します。ですから、私たち医者にとっては、患者さんに抗生剤が本当に必要かどうかをよく吟味して、不要な場合は使わない、必要な場合は適正に抗生剤を選び使用する――ということが、とても大事なことなのです。安易に抗生剤を処方する医者は「ＮＧ」です。

必要でない状況で抗生剤を使ってしまうと、今お伝えしたように耐性菌を生み出してしまったり、かえって体によくない副作用が起きてしまったりすることがありますから、みなさんも、「風邪には抗生剤」というイメージは捨ててください。

✚抗生剤の功罪

アレキサンダー・フレミングが青カビからペニシリンを見つけたのが1928年、まだ100年も経っていない事です。1944年抗結核薬であるストレプトマイシンの発明などにより、人類は微生物に戦う術を得て、寿命を大きく延ばす事に成功しました。しかし、本当に良い影響だけでしょうか？

抗生剤の使用は、今や人間に対する医療目的だけではありません。日本においては人間に使われているのは全体の3分の1。3分の2は家畜や養殖魚などへの投与です。しかもその多くが成長促進剤としての使用で、治療容量以下の抗生剤を定期的に投与したり、飼料に混ぜたりして使われています。それによって家畜の場合、体重が10～20％ほど増加するそうで、その分出荷量が増えて、利益につながるというわけです。

なぜ、抗生剤を餌に混ぜると、家畜の体重が増えるのでしょうか？　それは抗生剤によって家畜の腸内細菌が弱り、いわば「半殺し」状態になるからです。つまり、腸内細菌が働かなくなった家畜は、少ない餌で「不健康に太る」というのが真実です。これを増体効果といいます。

では、家畜や養殖魚に投与された抗生剤は、一体どこへ行くのでしょうか？　その一部は肉や魚、牛乳などと一緒に、確実に私たちの体の中に入ってくる。そうは思いませんか？　私たちは、知らず知らずのうちに、不要な抗生剤を摂取しているかもしれないのです。

さらに抗生剤が入った餌を食べた家畜の体内では耐性菌が生まれる可能性が大です。その耐性菌を持った家畜の肉を人間が食べたり、あるいは接触したりすることで、人間もまた抗生剤が効かない耐性菌に感染してしまうことにもなります。

抗生剤の影響は、もうみなさんの想像を遥かに超えているのです。もしかしたら、あなたにもすでに抗生剤による増体効果が出ているかもしれません。

２０１２年度のデータによると、日本では合計１６９３トンの抗生剤が使用されていて、その内訳はヒト医療用５１７トン、家畜医療用７２７トン、家畜飼料添加用１７５トン、水産１８２トン、ペット医療１トン、農薬91トン。ちなみに、最強といわれる抗生剤にコリスチンがありますが、日本がこれを飼料に添加することを禁止したのは、つい最近で２０１８年７月のことです。

✚ [図表5] 家畜から広がる耐性菌

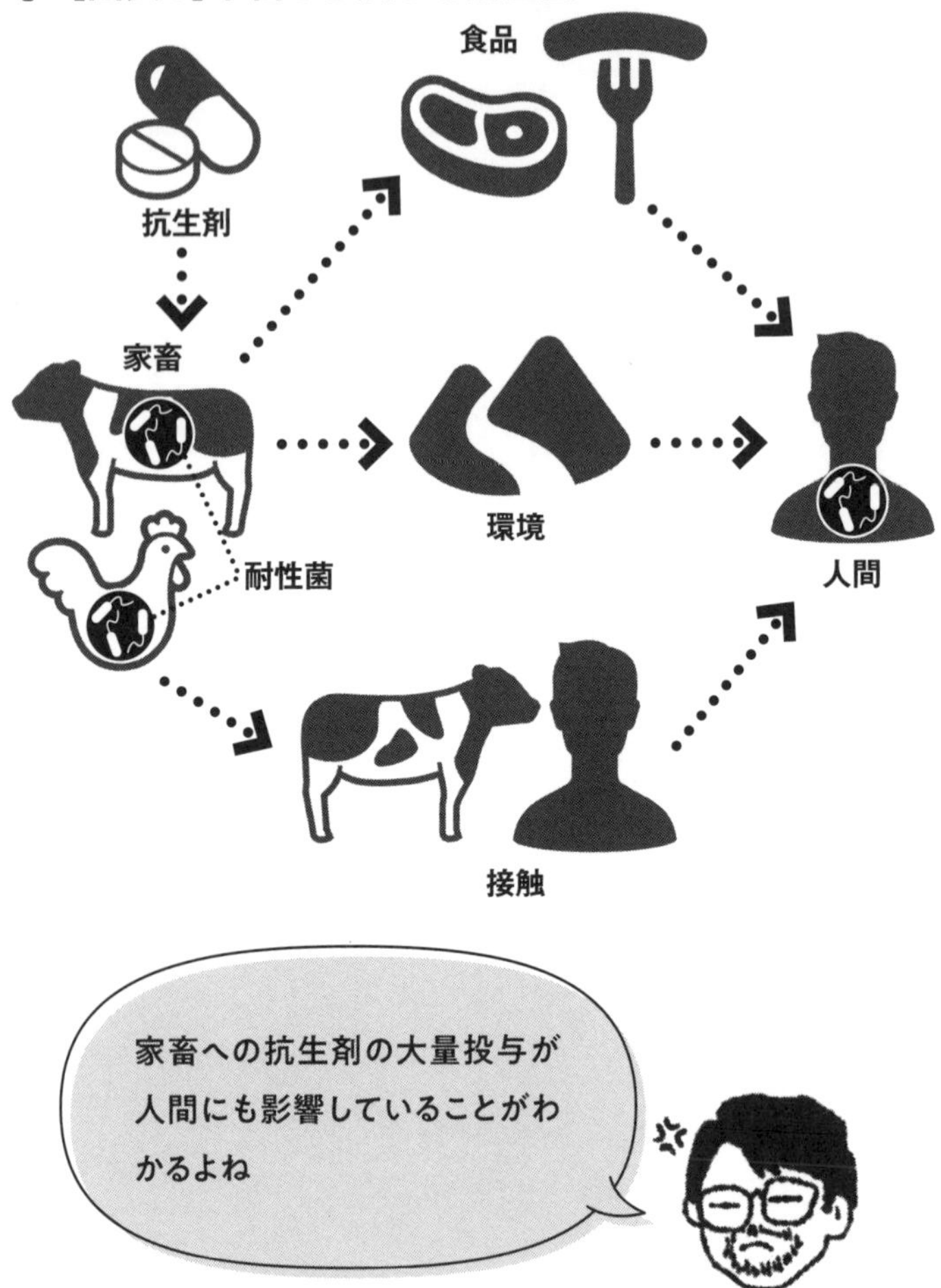

ワクチンは不要か？

実はもう一つ、近年の疾病構造の変化に、大きな影響を与えていると思われる要因があります。それはワクチンです。

ワクチンは、病気に対しての免疫を人工的につくり出すもの、言ってみれば免疫をつくる種（たね）です。いくつか種類がありますが、病原体やその一部を取り出して投与（接種）するのが基本原理です。病原体そのものでは、ただの感染になってしまいますから、病原性を弱めたものを使います。これが弱毒性ワクチン（生ワクチン）で、麻疹（はしか）、風疹、おたふく風邪、水痘、結核（BCG）などのワクチンが該当します。

また、病原体をホルマリンや紫外線などで処理して、感染性をなくしたものを不活化ワクチンといい、ジフテリア、百日咳（ひゃくにちぜき）、破傷風（はしょうふう）、日本脳炎、B型肝炎などのワクチンがこれに当たります。これら不活化ワクチンは、安全性が高いものの、免疫原性が低く、1回の接種だけでは免疫が十分にはできないため、複数回の接種が必要です。また、そのため、アジュバントと呼ばれる免疫賦活（ふかつ）剤が添加されています。

これ以外にもワクチンには、ペプチドやナノ粒子を使ったものなどがあります。

先ほど、「ワクチンは免疫をつくる種」と言いましたが、つまりこれらのワクチンが、病原体に対する抗体（液性免疫）をつくり、一部細胞性免疫を誘導してくれるのです。

ちなみに、抗体とは、侵入してきた病原体から体を守るためにつくられる物質で、抗原（病原体が持つ特有のタンパク質）にぴったり合う抗体をつくることで、病原体を排除します。

一方、細胞性免疫は、抗体を産生するのではなく、免疫細胞自体が異物を攻撃します。

ところが、免疫の仕組みはとても奥深く、まだまだ解明されていないことが多いのです。そして、この複雑な、もはや神秘的ともいえるシステムを、意図する目的のためだけに動かすのは、極めて困難です。いや、むしろ不可能といったほうがいいでしょう。

つくられた抗体が、体のほかの部分にくっついて炎症を起こしたり、血栓をつくったりすることもあります。また、前出のワクチンアジュバントは、投与局所に炎症を起こすことにより免疫を活性化するものですが、その炎症が過剰に作用して、ワクチン接種後にさまざまな病気が起こる可能性もあります。子宮頸癌ワクチン、Ｂ型肝炎ワクチン、ＭＭＲワクチンなどは、こうした副反応が比較的多いようです。

私は、直接体内に病原体やそれに類似した物質を入れる〝不自然な〟行為に、もっと慎重であるべきだと思います。なぜならば、そのような複雑系への人為的な介入は、作用、副作用が予想しづらく、止めようにも、取り返しがつかないからです。

そして、少なくともこの一点において、特に新型コロナウイルスのワクチンは明らかに拙速(せっそく)に過ぎると思います。

不安だらけの新型コロナワクチン

ワクチンの有効性は、ワクチンを接種していない群に100人患者が出たら、同じ人数のワクチン接種群で何人患者が出るかを求め、発症しなかった患者数の百分率で示されます。例えば、ファイザーのワクチンは、非接種群に100人の感染者が出たときに、接種群では5人しか感染者が出なかった。すなわち、「100－5＝95」→「100分の95」→「有効率95％」ということです。インフルエンザワクチンの有効率が例年30～50％程度なので、それと比べて新型コロナワクチンは非常に有効率が高い‼　というふれ込みなのです。

しかし、ワクチンは対象が異なれば、有効性はまったく変わってきます。日本における有効予測もせずに、前例のないｍＲＮＡワクチンを国民に打つなど、身の毛もよだつ暴挙です。なぜ、広く討論をしないのでしょう。「たまたま安全で、たまたま効果があったから」では、すまされることではありません。

新型コロナウイルスの発生状況は、各国でまったく異なります。これを書いている２０２１年３月３日現在、１００万人当たりの感染者数はアメリカ８万６９６６・２人、日本は３４３８・９人と、25・３倍もの開きがあります。ちなみに、世界平均は１００万人当たり１４７７５・８人で、日本はその４分の１未満です。これを死者数で比較すると、アメリカ１５６６・０人、世界平均３２８・４人、日本63・８人。つまり、アメリカは日本の24・５倍、世界平均は５・１倍ということです。

この日本の謎の強さを京都大学の山中伸弥教授は「ファクターX」とし、それがＢＣＧではないかという説が浮上し、昨年話題になりました。しかし、これが日本脳炎ワクチン接種による交差免疫なのではないかと、当院麻酔科の大林俊彦医師が発言し、２０２０年４月25日にオピニオンとして論文を発表しました。これは今もって正しいと考えています。

人種の違い、文化の違いもあるかもしれませんが、日本脳炎ワクチンを接種しているかどうかで、対米比で25倍も超える新型コロナに対する強さを得ているようです。この強さをワクチンの有効率と同様に評価すると、アメリカ人１００人に対して日本人は４人しか患者が出ません。つまり、有効率は96％となり、開発されたすべてのワクチンを超えます。

私は、日本脳炎ワクチンの名称を変え、「元祖新型コロナワクチン」と呼ぶのが一番安全な対策であると考えています。アメリカ人も日本脳炎ワクチンを接種していれば、コロナ死亡者50万人が25分の1の2万人ですんでいたのに、大変に気の毒です。

繰り返しになりますが、私は免疫系を極端な方法で調節しようとするのは、人間には難し過ぎると考えます。副作用は、ほぼ読めません。ですから、本当に困っている人に限って試されるべきことだと思います。今回開発されている新型コロナウイルスのワクチンは、mRNAやウイルスベクターを用いた新世代のワクチンで、遺伝情報レベルでの混乱があれば、子々孫々まで禍根を残すことになります。こういった議論をせずに、16歳以上の全国民を対象に接種を奨めることに怒りすら覚えます。

私は、人間が古来より続けてきたこと、続けられてきたことに、思いを馳せます。極端な方法に出ず、さりとて、正しい方向はおそらくこっちと、小さい正解を重ねていくのがよいと思うのです。新型コロナワクチン即購入、即使用という判断は少なくとも、科学的にも、政治的にも、大きな、大きな、取り返しのつかない過ちであると思います。

「過ちては改むるに憚ることなかれ」

薬を何種類も飲んではいけない

薬についてはもうひとつ、ぜひ知っておいてほしいことがあります。

それは「多剤服用」の危険性です。害のある多剤服用のことをポリファーマシーといいますが、起こりやすい副作用は、軽いめまいやふらつきから、肝機能障害や低血糖を引き起こすものまでさまざま。ポリファーマシーが原因で、認知症や寝たきりになってしまったという報告もあります。

前述しましたが、特に高齢者の場合はさまざまな疾患を抱えていることが多く、複数の医療機関を受診していることは珍しくありません。そういう場合、1か所の医療機関で処方されている薬は2~3種類かもしれませんが、全部の医療機関の処方薬を合わせると、あっという間に10種類以上になってしまうなどということはざらにあります。

また、ひとつの症状で医療機関を受診し、薬の副作用で具合が悪くなり、その治療のために新しい薬を処方してもらうというパターン（処方カスケード）でも、同様です。

いずれにしても言えることは、薬剤の数に比例して副作用が多くなるということ。お金（薬代）を使えば使うほど「体が壊れていく」という恐ろしいお話です。

✚ [図表6] ポリファーマシーとは

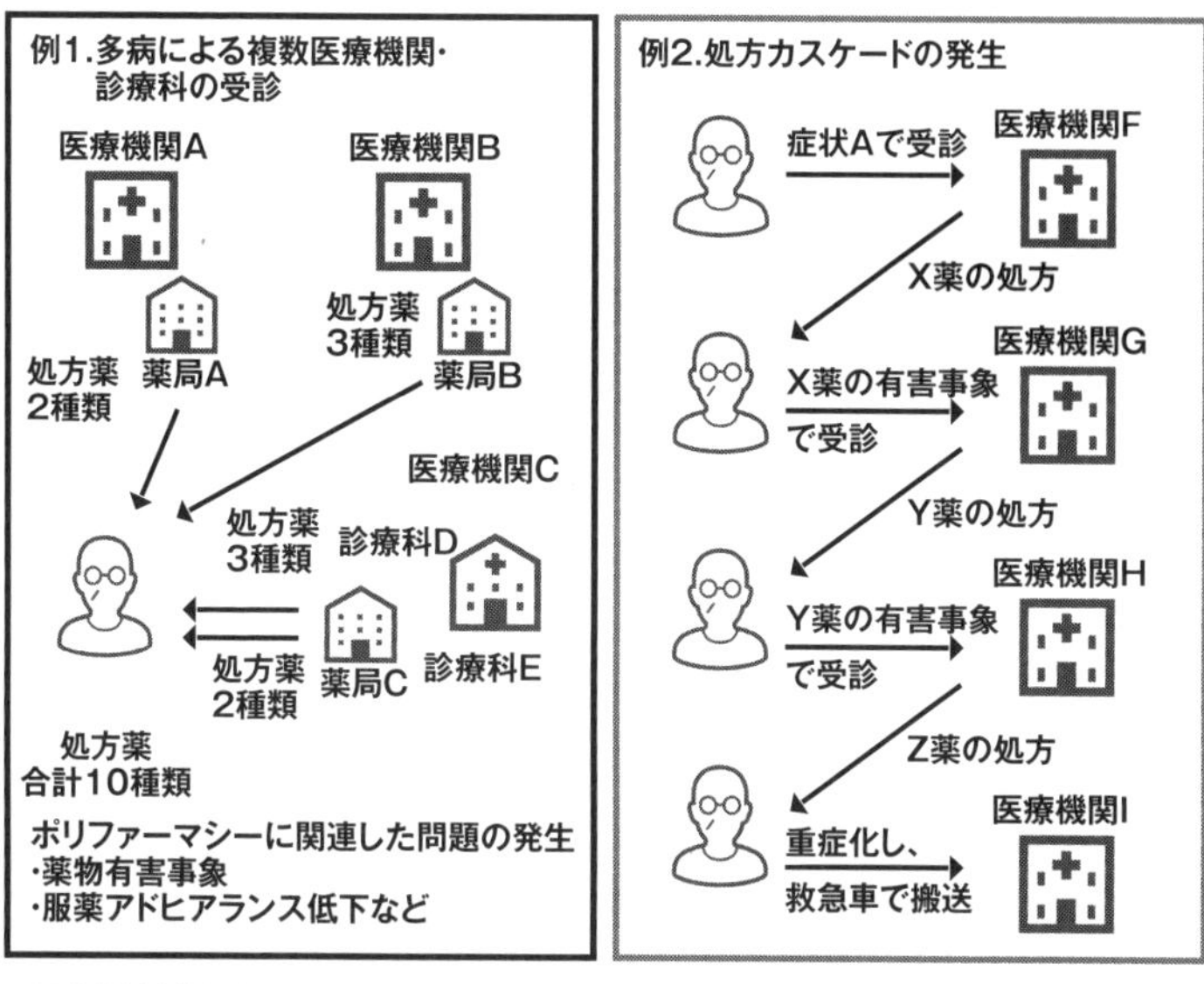

※厚生労働省「高齢者の医薬品適正使用の指針」(総論編)を基に作図

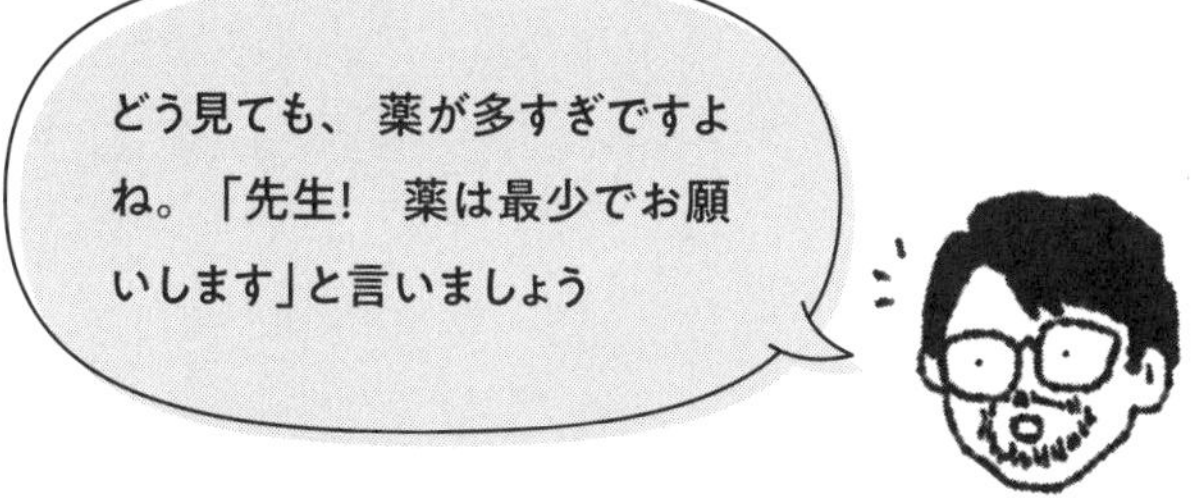

ポリファーマシーを回避するため、複数の医療機関にかかるときは、必ず「薬の手帳」を持参する。そして、薬は「最低最短」で使ってもらう意思を患者サイドも常に持っている必要があると思います。

「やりたい放題」の精神科治療に騙されてはいけない

私は整形外科医ですから、精神科領域の勉強はあまりしておりません。専門的なことはまったくと言っていいほど知らないのですが、臨床家にとって患者さんの精神状態は最大の関心ごとでもあるので専門家の方からはご批判を頂く覚悟で、岡目八目な意見を言わせてほしいのです。

薬の飲み過ぎといえば、抗うつ剤や睡眠薬もお勧めできません。

２００８年、厚生労働省はうつ病の患者数（躁うつ病を含む）が、初めて１００万人を超えた（１０４万１０００人）と発表しました。１９９６年には43万３０００人だったそうですから、12年間で約２・４倍に増加しています。

私が懸念するのは、このうつ病治療の多くが薬物治療中心だということです。

そもそもうつ病は、何によって起こるのでしょうか。これにはいくつかの仮説が提唱されていますが、その一つに「モノアミン仮説」というものがあります。モノアミンというのは神経伝達物質のことで、うつ状態はセロトニンやノルアドレナリン、ドーパミンなどの神経伝達物質の低下によって起こる、とした仮説がモノアミン仮説です。

そして、今日処方されている抗うつ剤のほとんどが、このモノアミン仮説に基づいてつくられているのです。

しかし、最近になって、うつ病は脳内炎症によって引き起こされることが明らかになってきました。2010年ぐらいから、さまざまな炎症性サイトカイン（炎症反応を促進する働きを持つ生理活性物質）がうつ病で上昇しているという報告が次々と出されていましたが、最近ではさらに炎症を治療することで、うつ病の症状が改善するということも報告されています。

にもかかわらず、うつ病の治療には、相変わらず抗うつ剤が使われているのです。何か変だと思いませんか？ うつ病の患者が2・4倍になったのではなく、抗うつ剤を医者が2・4倍処方しているというほうが正しい気がするのです。

「うつ病の症状が軽いか中程度の場合、抗うつ剤には効果が見られない」

これは2010年、アメリカのペンシルバニア大学の研究チームの報告です。この研究では、抗うつ剤を使用した患者と、プラセボ（偽薬）を飲んだ患者の回復度を、症状の重さによって「軽症・中等症」「重症」「最重症」の3グループに分けて比較しました。その結果、軽症・中等症や重症のグループでは、抗うつ剤とプラセボでは患者の回復度に差がなかったということです。

また、それより以前、1995年には、アメリカの精神科医がSSRI（選択的セロトニン再取り込み阻害薬）の1種セルトラリンとプラセボを比較した結果、セルトラリンではうつ症状が回復した患者の割合が60%だったのに対して、プラセボでも42%の患者が改善したと報告しています。

こうしたことから、専門医の間でも、抗うつ剤の偏重を問題視する声が上がっているようです。

ところが、実際には、抗うつ剤はたくさん使われています。日本うつ病学会の診療ガイドラインには、軽症の場合は「プラセボに対し確実に有効性を示しうる治療法はほとんど存在しない」とあるのですが、その一方で「薬物療法を導入することに消極的になり過ぎれば、治療の時機を失して重症化を招く恐れがある」として、病気にかかった期間が長期にわたる場合や、睡眠や食欲の障害が重いなどの場合には「薬物療法を行うことが推奨される」と書かれているのです。

うつ病の患者さんのほとんどは、よく眠れなかったり、食欲がなかったりしますから、医者はガイドラインに忠実に、抗うつ剤を処方するのでしょう。しかし、これは負のスパイラルの始まりです。

結局、現在の精神医療、特に薬物療法は、神経伝達物質の濃度を上げたり下げたりして、発動性を高めたり、眠気を生じさせたりしているだけです。それは、ストレスを抱えて眠れない人に、「やけ酒」を飲ませているようなものです。このため、徐々に薬の錠数が増え、QOL（生活の質）はむしろ落ちていくことが多いのです。

抗うつ剤や睡眠薬を使うのは簡単です。

「なんだか気が滅入って、眠れない」

「寝た気がしない」

「やる気が起こらない」

「友人や家族と話すのも面倒だし、話していても面白くない」

少しでもこんな症状を訴えれば、心療内科の医者なら、「では少しお薬を出して様子を見てみましょう」と、抗うつ剤や抗不安剤、睡眠薬を処方してくれるでしょう。

また、抗不安剤や睡眠薬は、一般内科でも処方されます。患者さんは、薬で眠れるようになるので最初は助かります。しかし、薬に依存し、長期間にわたって飲んでいると、だんだん薬に体が慣れてしまい、薬が効きにくくなってきます。すると、前述のように薬の量が増えていき、[薬が効かなくなった]→[薬を増やす]→[また薬が効かなくなった]→[また薬を増やす]……といった悪循環が続いてしまうのです。

こうなると、薬を減らしたい、やめたいと思っても、すでに自力ではとても無理な状態です。服薬中止は医者の指示のもと、段階的に行うのが一般的ですが、経過中には内臓疾患にかかったり、副作用のためにふらついて、転倒して怪我を負ったり、なかには大量の薬を一気に飲んで亡くなるケースもあります。また、やめたときに離脱症状（飲んでいる薬を中止したときに生じる不快な症状）が出るため、また服用してしまう人も少なくありません。

アメリカでは年間７万人が薬物中毒で死亡しているということですが、日本も安心してはいられない状況です。

私はたくさんのこうした悲劇を見てきました。

一体どうすれば防ぐことができたのでしょうか？

なぜ負のスパイラルに落ち込んだのでしょうか?

私は最初に投与された睡眠薬や抗不安剤、抗うつ剤に重大な意味を感じるのです。なのに、どれほどの医者がそれが患者の人生を左右する重大な選択であることを意識しているのでしょうか?

先ほどお伝えしたように、うつ病は脳内炎症によって引き起こされるのですから、これまでのやり方ではなく、炎症を対象とした治療をすべきだ、というのが私の考えです。脳の炎症を速やかに抑える薬があれば、うつ病の患者さんは亡くならないですむと思うのです。

医者まかせの人ほど病気にかかる

医学はすさまじいスピードで進歩、発展しています。それに伴い医療技術も発展し続け、新しい薬もどんどん開発されています。「昔だったら救えなかった命も、今は救える」というケースも多くなっています。そして今や、iPS細胞でパーキンソン病治療をする時代になろうとしています。

しかし、医者の私が言うのもおかしな話ですが、よくよく考えてみると、私たちは「医」に頼りすぎていないでしょうか――。

100年前までの日本人は、現代の日本では考えられないような、とてつもない体力を持ち合わせていました。それは生活の中で鍛えられた体力で、今の私たちのようにジムやスポーツクラブに行って、養われたものではありませんでした。

例えば、米俵1俵は60kgの重さがあります。現代人がこれを持ち上げるのは大変です。まして運ぶとなれば、相当の体力が必要です。ところが驚いたことに、「1俵の重さが今のように決められたのは、大人なら男女問わず誰でも持ち運べる重さだから」。江戸時代末期の文書には、そう記されているそうです。

また、幕末から明治にかけて、何人かのお雇い外国人が日本に来ていますが、その一人であるドイツの医師エルヴィン・フォン・ベルツ(1849~1913)が帰国後に記した報告書の中に、とても興味深い内容があります。

ある日、ベルツが東京から日光までの約110㎞の旅をしたときのこと、馬を6回も乗り換えて、14時間かけてやっと辿り着いたそうです。ところが、2回目に日光へ行ったときは人力車を雇ったのですが、悪路にもかかわらず、何とその所要時間は14時間半。しかも、それは一人の車夫が交替なしで人力車を引き続けて走ったタイムでした。これにはベルツも本当に驚いたようです。ちなみに、2018年の日光100kmウルトラマラソンの優勝タイムは7時間39分。人力車に人を一人乗せて走った車夫の体力は、それ以上かもしれません。今の日本人に、同じことをやれと言っても、到底できることではないでしょう。

たかだか100年のうちに、なぜこんなに日本人はひ弱になってしまったのでしょうか。明らかに日本人の健康はゆらぎはじめています。そして、前述のような医療費の膨張……。

だから私は、ここで声を大にして言います。

「もう、健康を医者まかせ、人まかせにするのは、やめましょうよ！　本当は、あなたこそがご自身の体調を整えるリーダーなのだから‼」

健康を遠ざける「生活習慣病」は、決して防げないものではありません。自分で予防できる病気です。このことをしっかり理解して、あなたがやるべきことをやれば、健康は向こうからやってきます。

世の中から、生活習慣病を徹底的に減らす。

それが医者である私の大きな目標です。医療の本質は病気を治すことではなく、患者さんの健康を守ることだと思うのです。

実現すれば、無駄な医療費も減ります。さまざまな世代のみなさんが、それぞれ自分たちの健康を増進しイキイキと生活する。世代間の格差、不満は最小となるはずです。まさに一石二鳥、いえ三鳥にも、四鳥にもなるでしょう。

第2部

治療から予防へ
――加藤流［健康五箇条］のスス メ

Healthy habits

「最高の体調」は誰にでも取り戻せる

第2部は、健康になるための具体的な方法です。

私のやり方はずいぶんと多岐にわたっていると思うかもしれませんが、お金がかかりませんし、慣れてしまえばそれほど面倒でもありません。

そもそも、生活上のさまざまな選択の場面で、「体に良いのはこっちかな」と選んでいけば、たいていはそれが正解です。ですから、あまり小難しく考えずに、楽な気持ちで臨んでください。

しかも、これで得られるのは、ずっと続く健康的な個人生活と、持続可能な地域医療、あるいは社会です。世の中には実にさまざまな病気があり、そのそれぞれの治療に各専門家がしのぎを削っているわけです。でも、ほとんどの場合、それは症状を抑えにいく治療——対症療法にすぎません。最高にうまくいっても、普通の健康状態に近づくだけといってもいいかもしれません。医療費の問題は第1部でお話ししましたが、それなのに日本は超高齢化を受けて、年間の医療費が一人当たり年間約34万円にも上っています。

例えば、透析の治療費は年間約５００万円にもなります。それでいて透析患者さんの就労率は男性で５割ほど、女性では２割ほどで、社会生活への制約は大きく、総じて見れば社会負担の大きい分野と言わざるを得ません。ですから私は、より社会への貢献がしやすい腹膜透析や腎移植を勧めるべきだと思いますし、そもそも腎不全にならないためにはどうすればいいかを考えるべきだと思うのです。

さまざまな病気の原因を探っていくと、その根本原因は「老化」だということに行き着きます。ですから、病気を防ぐということは老化を遅らせる手法にほかなりません。

かつては、万人が避けて通ることができない、といわれていた老化現象ですが、現在では治療可能と考えられています。永遠に生きることは不可能ですが、寿命を相当に延ばすことは可能だと思います。今後もいろいろな治療法が開発されてくるでしょう。しかし、それを待つにも基本を身につけておかないと、付け焼き刃では効果は知れていると思います。

うまくすれば本当に、健康でいられる時間が延ばせるのです。ですから、多少時間がかかっても、健康の基礎を固めましょう。

患者さんが90歳の誕生日を迎えたことにカルテで気づき、「おめでとう」と言ったときのエピソードです。いつものように「健康でいるために何をしているのか教えてください」と伺うと、「どうということもないですよ。みんなに支えられての一日一日ですよ。ただこの歳になるのに90年かかりました」とおっしゃいます。それはそうですね、急に年を取ることはないですものね。

自分が90歳になっても、この患者さんに負けないくらい面白いことが言いたいなぁ、と思うのです。いや、ここはひとつ「100歳で『お笑いの世界』に進出する‼」、そのくらいの気持ちを持っていたいものです。

そもそも「生活習慣病」ってどんな病気？

本題に入る前に、生活習慣病について改めて押さえておきたいと思います。

病気の原因には、次のようなものがあります。

①細菌やウイルスなどの病原体、有害物質といった外部環境
②遺伝的なもの
③食習慣や運動習慣、休養のとり方、飲酒や喫煙などの生活習慣

生活習慣病は、この③が原因の病気の総称で、高血圧、脂質異常症、2型糖尿病、慢性腎臓病（CKD）、高尿酸血症、肝炎、慢性閉塞性肺疾患（COPD）、さらには歯周病やがんなどもこれに該当します。

従来、生活習慣病は成人病と呼ばれ、加齢とともに発症、進行すると考えられてきました。しかし、これらの病気が発症するまでには、個人の生活習慣が深く関わっていること、また成人でなくても発症の可能性があることが明らかになりました。

そこで、1996年、厚生省（当時）「公衆衛生審議会」が成人病にかわって、生活習慣病という概念を新たに導入しました。これは、生活習慣病は一生にわたって健康的な生活を心がけ、予防すべきものという、健康増進や発病予防に重点をおいた対策を推進するためのものでもありました。

多くの生活習慣病は、発症してもかなり進行するまで、自覚症状がほとんどありません。そのため、たとえ健康診断などで指摘されても、なかなか予防や治療という行動を起こせない、あるいは起こさない人が少なくありません。その結果、やがて肥満や精神病が悪化したり、心筋梗塞や脳梗塞、脳出血など、より深刻な病気を引き起こしたりということになってしまいます。

生活習慣病が増加したことは、現代の豊かな生活と無縁ではありません。いつでも何でも食べられる豊かな食生活、その一方での慢性的な運動不足。このアンバランスが生活習慣病を発症させる要因となっていることは間違いないでしょう。

現代病として注目されるメタボリックシンドロームは内臓脂肪型の肥満に、高血圧、高血糖、脂質代謝異常が重なって、将来、心筋梗塞や脳卒中などになりやすい病態ですが、これなどは生活習慣病の代表格です。

生活習慣病になると、結果としてＱＯＬ（生活の質）が低下し、健康寿命も、寿命も短くなってしまうことは言うまでもありません。

また、一方で、国民医療費を圧迫していることも、大きな問題となっています。生活習慣病は、国民医療費の約3割、死亡者数の約5割を占めているのです。さらに、要支援者および要介護者における介護が必要となった主な原因でも、脳血管疾患16・6%、心疾患4・6%、糖尿病2・7%、悪性新生物（がん）2・4%、呼吸器疾患2・2%のように、生活習慣病が3割近くを占めています（厚生労働省2016年「国民生活基礎調査」）。

では、どのようなことに気をつけて、どのようなことを行えば、健康寿命と寿命を延ばすことができるのでしょうか?

さあ、いよいよ「加藤流・健康五箇条」実践編です。

Healthy habits

【加藤流・健康五箇条1】タバコにさよならしよう

タバコの害は、今や誰もが知るところです。

2020年1月に厚生労働省から発表された定期調査「国民健康・栄養調査」によると、2018年において習慣的に喫煙している人の割合は17・8%、男女別では男性29・0%、女性8・1%。年齢別に見ると、男性は20歳代が25・7%とやや低めですが、30歳代で37・4%と大きく跳ね上がり、40歳代も37・0%とほぼ同率、50歳代からは少しずつ減っていきますが、それでも30～60歳代は3割以上が習慣的に喫煙しています（70歳以上は15・8%）。一方、女性は40歳代がピークで13・6%。これを除けば30～60歳代までは大きな違いがなく、70歳代で大きく減少（3・1%）しています。

また、JT（日本たばこ産業）の「2018年全国たばこ喫煙者率調査」では、男性の平均喫煙率は27・8%で、1965年以降のピーク時（1966年）が83・7%だったのに比べると、56ポイント減少しています。

このように、日本人の喫煙率が減少し続けていることは確かです。しかし、諸外国に比べるといまだに高い状況にあり、約1400万人が喫煙していると推定されています。コンビニの売り上げの25%がタバコだというのも驚かされます。

もっと驚くのは、国会議員の意識の低さです（すべての議員さんではありません）。受動喫煙対策を強化する「改正健康増進法」が2020年4月に施行されたことは、ご存じだと思います。しかし、この法律が成立するまでには多くの障害がありました。

健康増進法の一部を改正する法律案が閣議決定されたのは2018年3月です。ところがこの法案は、「自民党たばこ議員連盟」の議員ら規制反対派の影響を受け、前年に厚生労働省が示した案から、大きく後退したものになりました。前年の厚生労働省案では、官公庁施設は大学や運動施設と並んで喫煙専用室の設置も認められない屋内完全禁煙としていたのに対し、2018年の政府与党案では、官公庁のうち「行政機関の庁舎」だけを屋内完全禁煙とし、立法機関である国会や司法機関である裁判所などは、喫煙専用室の設置を認めることになってしまったのです。

まず、ここで驚くのが、自民党たばこ議員連盟なるものの存在です。彼らは、タバコ業界の発展に向けて活動を続けていて、自民党たばこ特別委員会や全国たばこ販売政治連盟と協働しています。受動喫煙防止対策としては、「禁煙より分煙」を掲げており、飲食店などの建物内の原則禁煙には強く反対しています。タバコを手放せない喫煙派議員の力、強し！　です。

その上、自分たちに有利な法案を成立させてしまった喫煙派議員たちは、その健康増進法を無視して議員会館自室で喫煙しているというのです。2020年9月7日付の北海道新聞（電子版）には、このような記事がありました。

《受動喫煙対策を強化する「改正健康増進法」が今年4月に全面施行されたが、国会議員が議員会館の事務所（自室）で喫煙する違法行為が横行している。国会内は、省庁や都道府県などの行政機関よりも緩い規制になっているにもかかわらず、そのルールさえ守られていない。立法府の意識の低さが浮き彫りとなっており、専門家は「言語道断でただすべきだ」と指摘する。

改正法によると、国会やホテルなどは国の基準に基づき、排気や分煙対策を徹底した「喫煙専用室」を屋内に設置できる。国会の一部である議員会館は各階に喫煙スペースが設け

られ、以前は議員の判断に委ねられていた議員会館の事務所は法的に禁煙になった。》

ところが現状では、衆院本会議場入り口や議員会館などに約80か所の喫煙所があり、一部の国会議員は議員会館の自室で、平気で喫煙をしているのだそうです。

法律をつくるのは国会です。その国会議員が自らタバコを吸う権利を守るための例外措置を設けた法律をつくり、さらにその法律すら破ることがあっていいのでしょうか。

喫煙者は「タバコは重要な嗜好品」と言いますが、もはやそれが通用する時代ではないことを「愛煙議員さんたち」には特にわかっていただきたいと思うのですが……。

✚タバコがやめられないのは脳の病気だから

当院でも、喫煙がやめられない医者が何人かいます。彼らは、糖尿病専門医、循環器専門医など、それぞれの専門科で長年診療に従事している優秀な医者たちです。私よりよほど頭脳明晰ですし、それぞれ真摯な臨床家であるのです。

そんな彼らに、私は10年以上しつこく禁煙を勧めていますが、いまだに果たせていません。それほどタバコの依存性は強いのです。

私があるとき愛煙家の医者に、

「絶対タバコはやめなきゃダメだ。あなたが見ず知らずのただのオジサンだったら、こんなことは言わない。あなたは、患者や若い医者を健康に導かなければいけない重要な医療人だから、言っているんだ!!」

と、半ば脅して接してみたところ、

「個人の嗜好（しこう）の問題でしょう!!」

と、机を叩いて激昂（げっこう）されました。

彼は、タバコが原因で健康を害した患者さんを大勢治療してきた医者です。その領域では名が知られた情熱的な臨床家です。副流煙による健康被害も知らないはずはありません。実は、ひょっとして自らの命、家族の命を賭して、何らかの健康被害状況を確認しようとしているのでは、そんな想像もないではありませんでしたから、この発言には大変失望を覚えました。

薬物中毒患者は、その薬物に無条件に陶酔し、服従させられていく。それと同じように彼は、医者という職業的人格をタバコに乗っ取られているのです。そして、この関係は、彼が強い意志に目覚めて断ち切るか、そのまま健康を断たれるまで続くか、ふたつにひとつでしょう。

私たちは、薬物をやめるのは始めるよりも遥かに困難で、ときに不可能であることを知らなければなりません。

タバコには有害物質が200種類以上含まれている！

タバコの煙には、7000種類以上もの化学物質が含まれており、その中には数百種類の有害物質が含まれ、発がん性物質は約70種類にのぼるといわれています。

なかでも三大有害物質といわれるのが、ニコチン、タール、一酸化炭素。そのほかにもペンキ除去剤に使われるアセトン、アリの駆除剤に使われているヒ素、「イタイイタイ病」の起因物質としても有名なカドミウムなども含まれています。

ニコチンは、摂取すると即座に血管が収縮し、その結果、心拍数が急上昇したり、乱れたりします。また、脳内でニコチン受容体というものと結びつき、快感を司る物質であるドパミンを大量に分泌させます。タバコがなかなかやめられないのは、喫煙によって、このドパミンが急激に分泌される状態が繰り返されるうちに、ニコチンへの依存が起こるためです。禁煙すると、イライラしたり、集中力が低下したりするのも、このニコチンの依存性の影響によるものです。

タールは、いわゆる「ヤニ」と呼ばれるもので、タバコを吸う際に発生する煙のうち、ガス成分などを取り除いた粒子状の成分です。ニコチンをはじめとする有害物質を数多く含み、粘質性が高いことから、長期間、喉や肺に留まって、体に影響をおよぼします。歯や部屋のクロスが黄ばむのは、このタールが原因です。

そもそも喫煙はタバコの葉の不完全燃焼の煙を吸うものですが、このとき発生するのが一酸化炭素です。一酸化炭素は血中へモグロビンと結びついて、酸素の運搬を妨害するため、心臓に大きな負担をかける原因となります。

タバコが原因の病気は肺がん、咽頭がんだけじゃない

喫煙は「百害あって一利なし」とはよくいわれることですが、喫煙者の死亡率は非喫煙者の死亡率より高く、日本では年間12～13万人の人が喫煙に関連する病気で亡くなってお

り（厚生労働省「健康日本21（第2次）の推進に関する参考資料」）、世界では500万人以上と推定されています。さらに、20歳よりも前に喫煙を始めると、男性は8年、女性は10年も寿命が縮まるという調査結果があります（Sakata R, et al. BMJ. 2012; 345: e7093）。また、タバコを1本吸うと約11分寿命が縮まるという報告もあります。

こうしたことは、タバコを吸うといかに病気のリスクが高まるかということを如実に現しているものです。

なかでも、喫煙とがんとの関係はだいぶ以前から言われていますが、それは肺がんのみならず、ほとんどのがんの原因になることがわかっています。例えば、男性の喫煙による肺がんのリスクは4・8倍ですが、喉頭がんは5・5倍、食道がんは3・4倍、膵臓がんは1・6倍、さらに尿路（膀胱・腎盂・尿管）がん5・4倍、肝・肝内胆管がん1・8倍、口唇・口腔・咽頭がん2・7倍となっています（Katanoda K,et al.J Epidemiol.2008:18:251-64）。

また、脳卒中や虚血性心疾患などの循環器疾患、慢性閉塞性肺疾患（ＣＯＰＤ）や結核などの呼吸器疾患、2型糖尿病、歯周病など、多くの病気と関係しており、予防できる最大の死亡原因と位置付けられています。

夫が愛煙家だと、妻の肺がんリスクも増加する

「好きでタバコを吸っているのだから、他人にとやかく言われたくない」という人がいます。

「あなたには迷惑をかけてない」と言っているように読み取れますが、それは大間違いです。すでに当たり前のこととなっていますから、改めて言うまでもありませんが、喫煙が健康に及ぼす影響は、吸っている本人だけでなく、その周りにいる人にも及ぶということです。

この「受動喫煙」の問題は、極めて重大です。タバコの煙に含まれるさまざまな有害物質は、喫煙者が肺に直接吸い込む主流煙よりも、吸っていないときに立ち昇る副流煙により多く含まれ、周りにいる人はその副流煙と呼出煙の混ざった煙を吸い込むことになるのです。

分煙にするために、ガラスドアで仕切って、喫煙室を設けている店がありますが、それで完全に煙を遮断することはできません。人が出入りすれば、必ずタバコの煙は移動し、拡散します。ですから、もしあなたが喫煙者なら、多くの人に迷惑をかけていることにな

ります。一方、非喫煙者のあなたは、意識するとしないとにかかわらず、どこかで受動喫煙の被害にあっているといえるでしょう。

２０１６年の厚生労働省の検討会報告書によると、受動喫煙との関連が「確実」と判定された病気や症状として、脳卒中、虚血性心疾患、肺がん、乳幼児突然死症候群（ＳＩＤＳ）、不快な臭気、鼻への刺激感、喘息の既往が挙げられています。そのほか、乳がん、低出生体重・胎児発育遅延、喘息の発症や重症化、慢性閉塞性肺疾患などが、受動喫煙と関連の可能性があると報告されています。

さらに、同報告書では、日本での受動喫煙による年間死亡数は、肺がん２４８４人、虚血性心疾患４４５９人、脳卒中８０１４人、乳幼児突然死症候群73人、合計約１万５０００人と推計されています。

また、夫がタバコを１日１～14本、15～19本、20本以上吸う場合、非喫煙者の妻の肺がんリスクがそれぞれ、１・42倍、１・53倍、１・91倍に増加することは有名な話です。

受動喫煙の健康被害は、これほど深刻なものなのです。

✚ [図表7] タバコがもたらすさまざまな健康被害

非喫煙者（1.0）と比較した喫煙者の死亡率（男）

クモ膜下出血1.8倍
口腔・咽頭がん3.0倍
咽頭がん32.5倍
食道がん2.2倍
虚血性心疾患1.7倍
肺気腫など2.2倍
肺がん4.5倍
肝臓がん3.1倍
膵臓がん1.6倍
胃がん1.4倍
胃潰瘍1.9倍
膀胱がん1.6倍

ほかに子宮がん（女）1.6倍

家庭内喫煙者と幼児（3歳児）の有喘息様気管支炎率

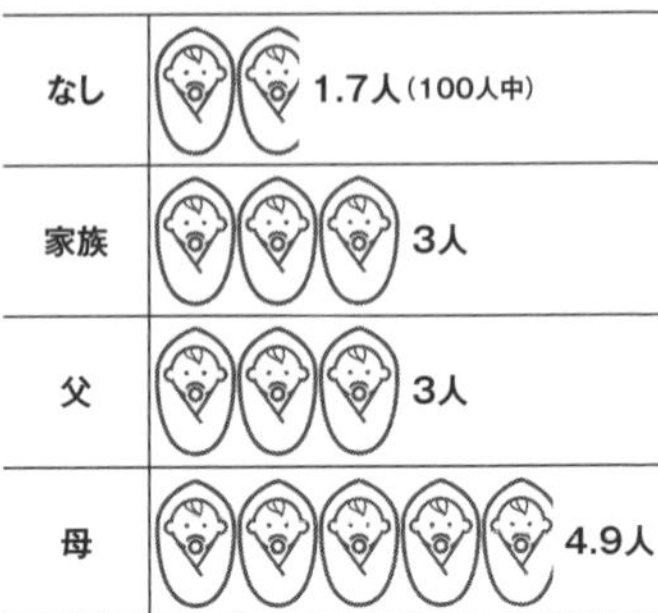

夫が1日20本以上喫煙するときの妻の肺がん死亡率（夫が非喫煙者である場合を1.0とする）

1.91倍

※厚生労働省:最新たばこ情報（http://www.health-net.or.jp/tobacco/front.html）を基に作図

タバコはダメ!
絶対!!

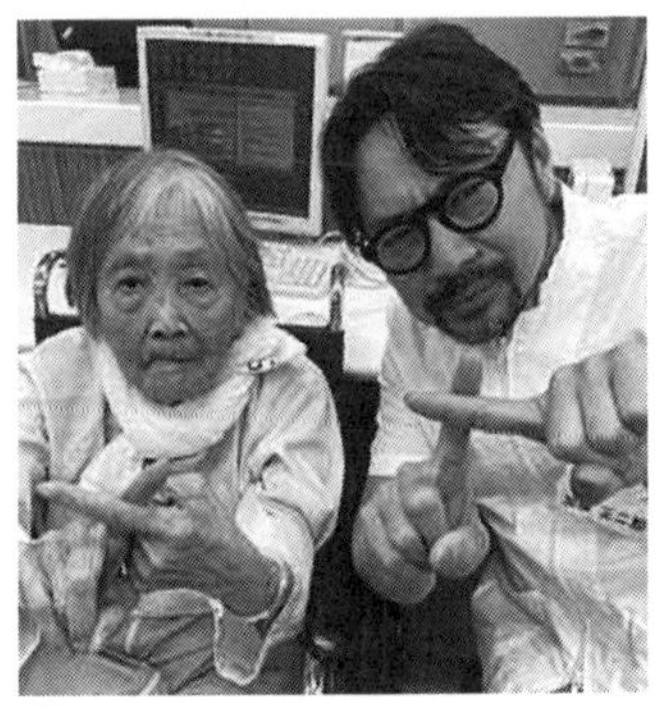

「ひとのときを、奪う。」タバコ産業の罪は重い

少々過激なことを言います。

JT（日本たばこ産業）は、［ひとのときを、想う。］のコピーのもと、結果的に年間12～13万人の日本人を、そしておそらくほぼ同数の外国人を殺しています（国内と国外の売り上げが同レベルであるため）。グループの従業員が6万人ほどですから、従業員1人当たり、年間4～5人の命を奪っている計算になります。

愛煙家が見ているタバコのパッケージに、さまざまな警告を書いたり、「懺悔用の」部門（医薬事業、飲料事業、加工品事業など）を持たれたりしていますが、それだけではとうてい足りていません。フラットに考えれば、とんでもない会社です。

私が決めていいのなら、タバコは即、販売中止にします。習慣性、毒性が強すぎます。せめてコピーを［ひとのときを、奪う。］とするといいのではと思います。［人の命を、想う。］でも、いいかもしれません。

少なくとも私が願う「健康的な個人生活と、持続可能な地域医療、あるいは社会」にとっては、喫煙は現時点では最大の障害です。いつも私は、喫煙は「サイドブレーキを引く

と安心感がある」などと言い、サイドブレーキを引きながら、車を走らそうとするようなものだと、言っています。当然、車からは煙が出てきますが、そういう人に限って、「調子が悪いから、オイルを変えてみて」とか、「タイヤを変えてみて」など、いろいろ言ってきます。

何でサイドブレーキを下ろさないのでしょうか……？

「タバコ税で社会に貢献」の嘘

喫煙者の中には、「人よりたくさん税金を払って、世の中に貢献しているんだ」と豪語する人もいます。確かにタバコは、税負担が重い商品です。価格には国と地方のタバコ税、それにタバコ特別税、消費税の4種類もの税金が含まれていて、一般的な紙巻きタバコでは、税負担率は6割を超えています。

しかし、喫煙者が本当に社会貢献しているかというと、その答えは「ＮＯ」です。それはタバコによる損失がタバコ税をはるかに超えているからです。つまり、喫煙は社会や非喫煙者に経済的な損失を与えているのです。

その第一は医療費です。２００５年のデータでは、喫煙関連疾患による超過医療費は、年間１兆７６８１億円（うち受動喫煙による医療費１４３１億円）。

さらに火災の消防労働や清掃費が１９１８億円、喫煙による労働力損失が２兆３６６５億円。この労働力の損失は言い換えれば労働時間の損失ということ。喫煙している時間は仕事に従事していない――仕事の手を休めているわけで、勤務時間中の喫煙時間は個人差がありますが、平均すると１日30分といわれています。

次に企業の視点で、喫煙によるコストを算出してみると、

- 常習欠勤 2万6000円
- 医療費 2万8000円
- 罹患率増加と早期死亡 9万2000円
- 健康保険料以外の保険料 1万1000円
- 労働時間の損失 21万8000円
- 物的損害 6万円
- 維持管理費 6万円

何と、一人当たり年間約55万円のコストがかかるのです（シアトル大学・ワイス博士の試算1981年／1ドル120円換算）。

日本の医療保険制度では、保険料はタバコを吸っていても、吸わない人と同じです。また、喫煙状況に関係なく、勤務時間も同じです。少しおかしいと思いませんか？　私は不公平だと思うのですが。

・**非喫煙者（受動喫煙）の病気5万8000円**

もうひとつ気になるのが、火災による被害額です。

タバコの火の不始末による火災は、喫煙率が下がっても出火原因の上位をずっとキープしているそうです。総務省の統計によると、年間の火災による被害総額は1350億円。そのうちタバコが原因の火災は10％前後で、年間約130億円の損害。もちろん、火災によるケガや死亡も無視することはできません。

このように、タバコによる経済損失は莫大なものです。しかし、私はここである疑念を抱きました。それは、「喫煙による医療費が少なすぎるのではないか」ということです。

2019年度の日本の医療費は43兆6億円、同年度の喫煙による医療費は推定約1兆5

000億円です。つまり総医療費の3・6%程度です。医療人の誰に聞いても、最低10%以上と答えるにもかかわらずです。

これはいったい、どういうことなのでしょうか？　誰に忖度(そんたく)しているのでしょうか？

本書の目的ではないので、話はこのへんにしておきますが……。

タバコと薬が招いた、ある家族の悲しいお話

いずれにしても、タバコは今すぐやめてください。

図表8は「タバコの消費本数と肺がん死亡率の推移」です。これを見ると、喫煙率が下がっているのに、肺がん死亡率が上がっています。だから、「このふたつには因果関係はない」という人がいますが、実はその後、25年〜30年後に変化が現れるのです。やはり喫煙率が下がると、死亡率も下がってくるのです。

禁煙が進んだアメリカでは約25年のズレで、きれいに肺がんによる死亡が減ってきています。

だから、タバコは絶対に、やめるべきなのです。

✚ [図表8] タバコの消費本数と肺がんの年齢調整死亡率の推移

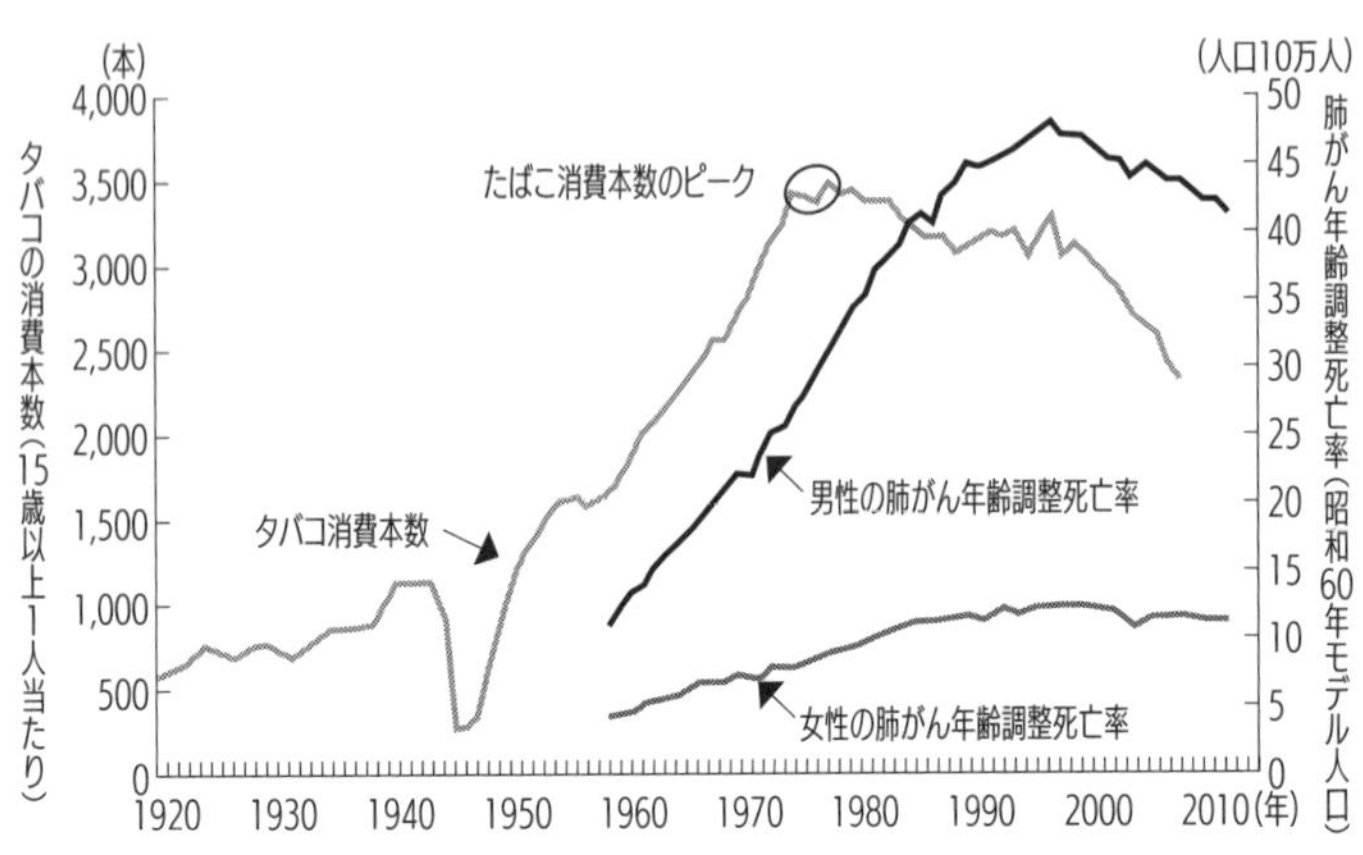

※厚生労働省:最新たばこ情報(http://www.health-net.or.jp/tobacco/front.html)を基に作図

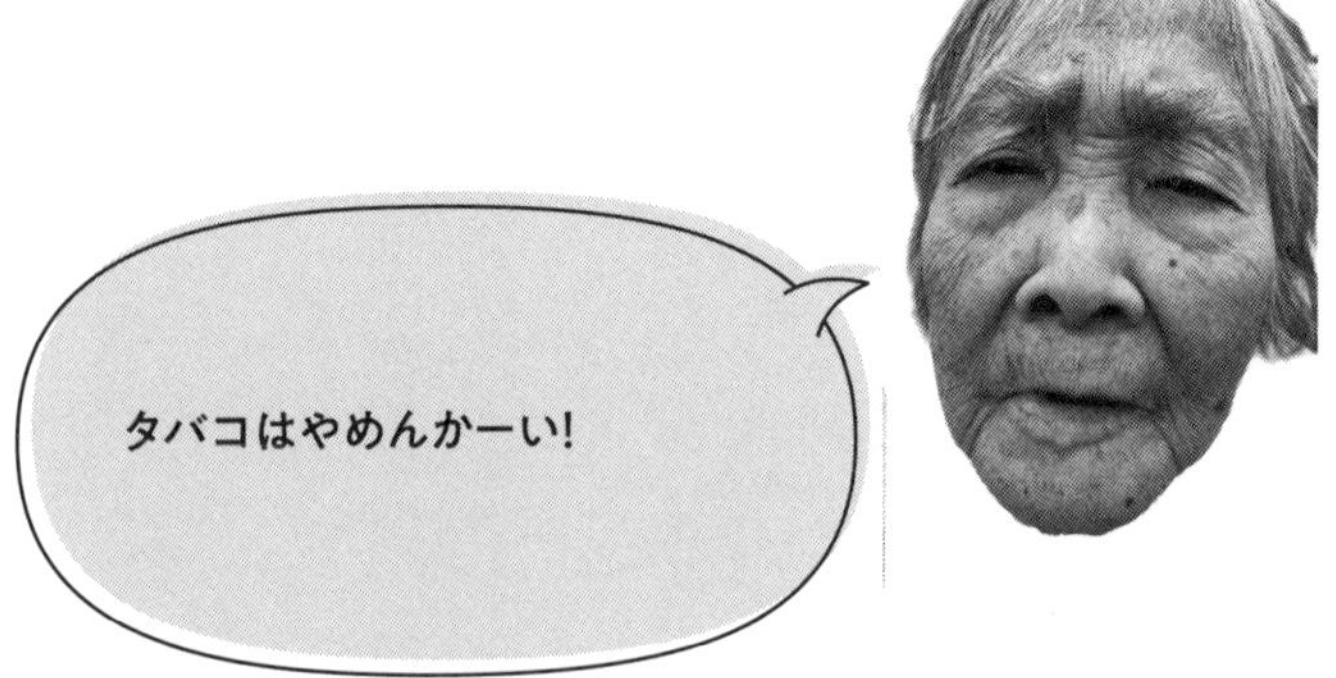

先日、とても残念なことがありました。

ある高齢の女性の患者さん（仮にＡさんとしましょう）が、自分の体調のことはそっちのけで、孫の話をしだしました。聞くと、お孫さんが出産をして、ひ孫ができたとのこと。それは、Ａさんにとっても、大変喜ばしい出来事でした。

ところが、お孫さんが産後うつになって、育児放棄どころか子どもに被害が及びかねないくらいひどい状態で、暴れているというのです。詳しく聞くと、お孫さんは喫煙の習慣があり、さらに夜眠れないからと睡眠薬を飲んでいるとのことでした。

それで、私はＡさんに、「産後うつというのは、原因はよくわからないが、脳に炎症が起きている状態」だということを説明して、タバコと睡眠薬は絶対やめなければダメだということを伝えました。さらにお孫さんには手紙を書いて、Ａさんにそれを託しました。

《あなたはタバコを心の友だと思っているかもしれませんが、実際には、あなたの首を斬る力がある鎌を持っています。斬られる前に絶対にやめてください。

睡眠薬もまたタバコと同様です。中毒に陥れば、首を斬られかねないのです。ですから、病院で処方されたとしても、安易に飲まないでください。それは辛いことがあったとき、やけ酒を飲むのと変わりません。ただ、そのときだけ嫌なことを忘れるだけです。》

それから約1か月後、外来に来たAさんから、「あんなに荒れていた孫が、子どもをあやせるようになった」という報告を受けました。3か月後ぐらいには、お孫さんが子どもを抱いて、Aさんと一緒にお礼を言いに来てくれました。

ところが、そんな穏やかな日々は長くは続きませんでした。その後、お孫さんは第2子を妊娠したのですが、産婦人科の先生から「産後うつの既往症があって、今もイライラしているようだから」と、精神科を受診することを勧められたのです。

そして、お孫さんは精神科へ。精神科では抗不安薬や睡眠薬を処方され、また同じことの繰り返しです。

《その薬は、あなたが中毒になったのと同じように、生まれてくる赤ちゃんも中毒になります。赤ちゃんにも薬が入っています。元気な子を産むためには、そんな薬に頼ってはダメです。》

私はまた手紙を書きました。正直、私は、喫煙する妊婦さんは、母親失格だし、すでに立派なDVだと思っています。

これがつい最近の話です――。

でも、今度はどうなるかわかりません。タバコにせよ、薬にせよ、1回抜け出すことができても、2度目は本当に難しいのです。まして3度目、4度目になったら、もう抜け出すことはほとんど不可能です。

タバコをやめるにはどうしたらいいのか

では、タバコをやめるには、どうしたらいいでしょう。

私は、患者さんに「理論武装」してもらうしかないと思っています。それにはまず「タバコをやめる」という強い意志を持つことが大事ですが、その上で、「禁煙することが正しい」という自分の主張を、他人（喫煙者）の批判に惑わされて曲げないために、さまざまな理論を準備しておくことです。

例えば、私は患者さんに、よくこんなことをお話しします。

「あなたは、騙されていますよ。知っていますか？　フィリップモリスの会長さんが何て言ったか。『タバコは子どもや黒人が吸うものだ』、そう言っているらしいですよ」

「タバコで儲かる人は、たくさんいますよね。でも売らないことによって儲かる人はいませんよね。だからみんな、頑張って売るんですよ。それに、いったん中毒になってくれたら、一生買ってくれるでしょ。こんないい商売はないってことですよ」

「タバコは政官財の利権だと思いませんか？　タバコ産業はＪＴ（日本たばこ産業）の独占事業ですし、ＪＴは財務省官僚の有力な天下り先だといわれているんですよ」

ほかにも、今までこの本で言ってきたようなことをこんこんとお話しします。


患者さんの中には、タバコを吸いながら、「若々しくいたい」などと虫のいいことをおっしゃる方もいますが、「何を言っているのですか？」と、思わず声を荒立ててしまいそうになります。前にもお伝えしましたが、喫煙で10年も寿命が短くなるわけですから、それこそ健康寿命はもっと短くなるということです。もう、そのことにいい加減、早く気づいてほしいと思うのです。

また、病院に来るということは、どこか具合が悪くて受診するということです。ですから私は、患者さんが喫煙者である場合、タバコをやめることを強く言います。それが私の最善のアドバイスだと信じているからです。でも、すんなりやめてくれる患者さんは、多くありません。そんなときは、「少なくとも私の外来に来ていただく意味はない、お互いに時間の無駄です」とはっきり言います。

ご家族が一緒にいれば、その方に「タバコをやめないのなら、連れて来ないでください」と。でも、もしやめたほうがいい、やめさせたいと思うなら、「全力でサポートしてあげてください」と、お願いします。

こうすれば、やめられる。禁煙ステップ

タバコをなぜやめられないかというと、一つにはニコチン依存があります。すでにお話ししたように、タバコに含まれるニコチンは、脳に作用してホルモンバランスを崩し、イライラしたり、物事に集中できなくなったりして、どうしてもタバコを吸いたいという衝動を起こします。そして、実際、タバコを吸うとイライラがおさまり、気分が爽快になる

のです。これは喫煙によってニコチンが供給され、ニコチンの禁断症状が消失するためですが、時間が経って、血中のニコチン濃度が低下してくると、再びイライラ感や不快感が募ってきます。

他方、心理的依存もやめられない大きな理由です。長年喫煙してきて習慣になっている人は、無意識のうちについついタバコに手を出してしまうものです。タバコを吸ってよかったという記憶や、目覚めの一服、食後の一服、何となくの一服。なかにはタバコがないと間が持たない、手持ち無沙汰という人も多いようですが、こうしたことを繰り返した結果、「行動」と「タバコを吸うこと」が一体化して、習慣になってしまうのです。

また、厄介なのは喫煙している人は、喫煙が健康に害を与えると思いたくないので、喫煙と多くの健康障害（病気）との因果関係を認めようとしません。害を少しは認めている人でも、「たいしたことはない」と思ってしまう傾向にあります。よく、「タバコを吸っていても90歳まで生きる長生きの人はいる」などと言っているのを聞きますが、これもこうした心理からです。

ちなみに、自己免疫疾患であるリウマチは喫煙と深い関係があることがわかっています。最近の疫学調査では、喫煙により関節リウマチの発症リスクが2倍から14倍高まることが明らかにされています。実は、私は、肺気腫もリウマチと同様に自己免疫疾患であると考えています。確かに、喫煙者でも90歳まで元気な人はいます。でも、50代で肺気腫を発症して苦しんでいる人もいます。去年まで花粉症になんてかかるわけないと言っていた人が、急に花粉症デビューするように、汚れた肺胞にアレルギーが成立すると、急速に肺気腫が進行すると考えています。

タバコをやめるにはまず「本人の強い意志」がなくてはなりません。その上で、例えば、お酒のつき合いが禁煙の妨げになるなら、「しばらくお酒を飲みに行かない」というように、問題点を見つけて、それを解決していくことです。さらに、家族や友人、同僚などにサポートしてもらいましょう。周囲の人の励ましは、意外に大きいものです。

また、ニコチン依存を断ち切るために、ニコチンガムやニコチンパッチなどを使う手もあります。ニコチンガムは、「タバコを吸いたい」という欲求が生じたときにガムを噛むことにより、ニコチン切れの症状をやわらげます。ニコチンパッチの場合は、１日中一定の濃度で体にニコチンを供給し、ニコチン切れの症状をやわらげます。そして、徐々にニコチン量を減らしていくことで、禁煙を達成させるものです。いずれも一般の薬局や薬店で手軽に購入できます（医療機関で処方するパッチもあります）。

「電子タバコはどうなんでしょう？」

よく、こんな質問も受けます。

近年「新型タバコ」が人気のようですが、新型タバコには2種類あって、その一つが電子タバコ、もう一つが加熱式タバコです。

加熱式タバコはタバコ葉を加熱して、その蒸気を吸引するもので、タバコ葉を燃やしてその煙を吸う従来の紙巻きタバコと比べると、タールが発生しないので害が少ないといわれていますが、当然ニコチンは含まれていますから、リスクがないとはいえません。

もう一方の電子タバコは、カートリッジ内のリキッド（液体）を加熱して発生させた蒸気を吸引します。日本の薬機法では、ニコチンを含有する電子タバコは禁じられていますが、実際に出回っている製品の多くに、ニコチンが含まれていることがわかっています。

WHOは、加熱式タバコを紙巻きタバコと同様に規制すべきだ（現時点では未解明であるものの、外への曝露の危険性がある以上、公共の場所での使用を禁止すべきである）とし、電子タバコについても体への影響がはっきり解明されるまで「待った」をかけています。また、日本呼吸器学会も電子タバコについて、「健康に悪影響がもたらされる可能性がある。使用者にとっても、受動喫煙させられる人にとっても、推奨できない」という見解を発表しています。

私もこれには同感です。ただ、どうしてもタバコがやめられないなら、とりあえず電子タバコにする、というのは少し「あり」かもしれません。また、電子タバコは吸引時、血管が収縮しないため、血管が老化して脆くなっている人の場合も、紙巻きタバコよりはましだと思います。もちろん、タバコをやめるに越したことはありませんが。

健康づくりは、まず自分を愛することから。

タバコは自分に毒を盛り、子どもや社会まで汚染する行為です。何度でも言います。タバコは今すぐやめるべきです。

最後に私から、禁煙に踏み切るステップを紹介しましょう。

①禁煙への準備

本書を読んでいるあなたは、絶対にタバコをやめることができます。さあ、今すぐ灰皿、ライター、買い置きのタバコは捨ててしまいましょう。

②禁煙宣言

家族や同僚、行きつけの居酒屋のご常連さんなど周りにきっぱりと禁煙を宣言しましょう。禁煙を目指す仲間を作り、お互いに宣言し励まし合うのもひとつの方法です。

③禁断症状への対応

不安、イライラ、集中力の低下などニコチンが切れることで起こる禁断症状があります。スポーツや趣味など気分転換をすることがおすすめですが、禁断症状が強い場合は医者へ相談しましょう。

④再喫煙の予防

ニコチンの身体的な禁断症状は、禁煙後の数日間がピークで、それを過ぎると消失します。しかし、その後もタバコへの精神的依存は残りますから、タバコを吸いたいという欲求は続きます。そんなときは本書をもう一度読んでみてください。タバコはかっこいいものではありません。あなたや周囲の人を不幸にするものだということを思い出しましょう。

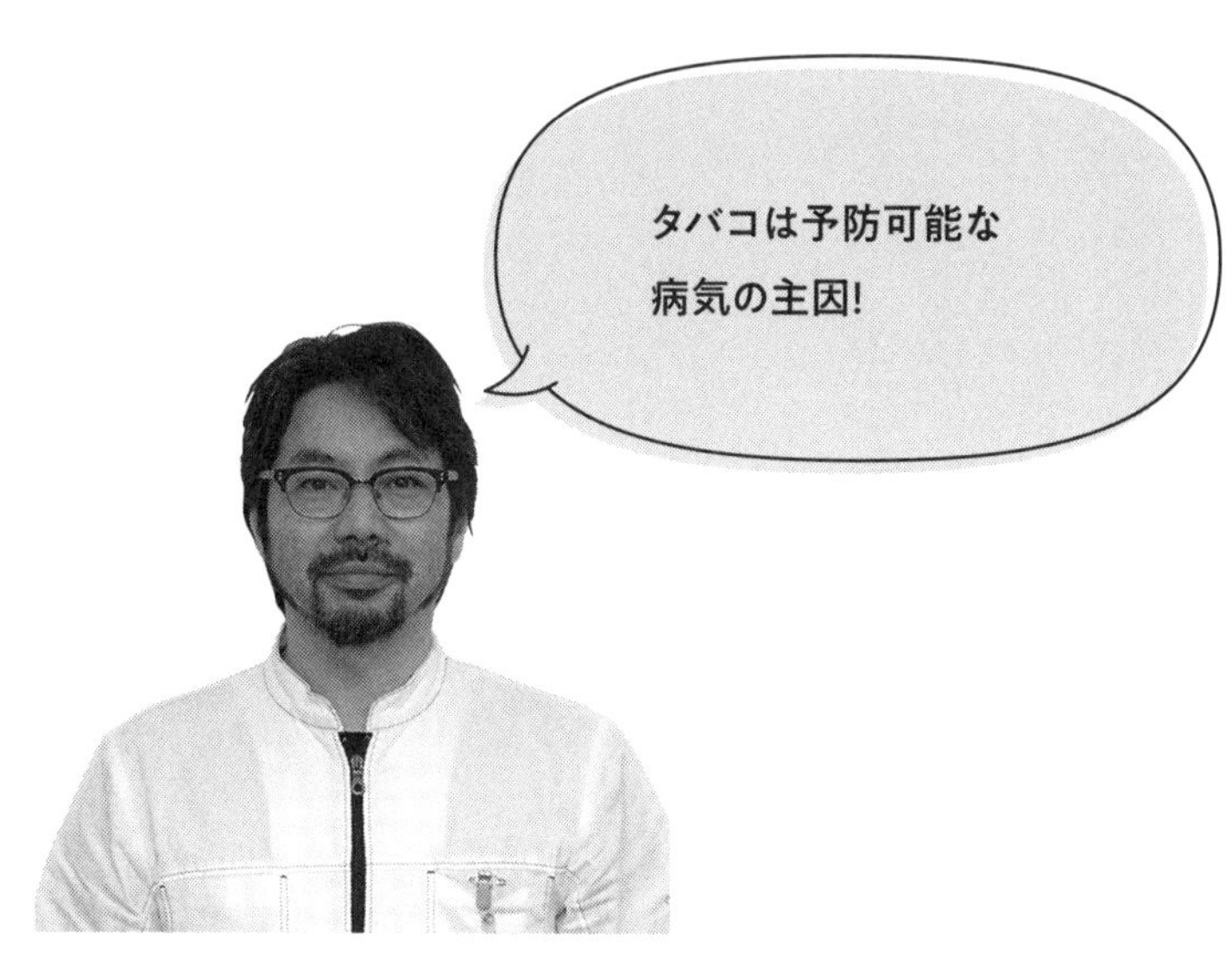
タバコは予防可能な
病気の主因!

Healthy habits

【加藤流・健康五箇条2】負担の少ないGPJで心身リフレッシュ

適度な運動は、健康的な生活を送るためには欠かせないものです。前にも触れましたが、運動不足は生活習慣病の発症リスクを増大させ、心筋梗塞や脳卒中など深刻な病気にかかりやすくなり、死亡リスクも増大します。厚生労働省の資料によると、運動不足は喫煙、高血圧に次ぐ死亡原因の第3位に入っており、その数は年間5万人以上にも上っています（平成29年版厚生労働白書／社会保障と経済成長／図表 リスク要因別の関連死亡者数2007年）。

以前は、運動不足になると、摂取エネルギーが消費エネルギーを上回り、使われなくなったエネルギーは脂肪として体に蓄えられていくため、この状態が長く続くと、脂肪が必要以上に溜まって肥満となるのでカロリーをセーブする必要があるという説もありましたが、これは古い考えです。実はカロリー制限に意味はなく、筋肉の材料となるタンパク質を補うことのほうが大切です。そして健康や若々しさを保つために筋肉量の維持は不可欠で、そのためには運動とタンパク質を中心とした栄養摂取が決め手になるのです。

厚生労働省の２０１８年「国民健康・栄養調査」によると、運動習慣のある人の割合は、男性で31・８％、女性で25・５％であり、この10年間で見ると、男性では有意な増減はなく、女性は有意に減少しており、年齢階級別では、その割合は男女ともに20歳代で最も低く、それぞれ17・６％、７・８％となっています。

また、１日の歩数の平均値は、男性６７９２歩、女性５９４２歩で、この10年間では男女ともに有意な増減は見られず、年齢階級別では、20〜64歳の男性が７６４４歩、女性が６７０５歩、65歳以上は男性５４１７歩、女性４７５９歩でした。

この歩数がちょうどいいのか、はたまた多いのか、少ないのかわかりませんが、感覚的には現代人は昔の人と比べて「歩かない」ように思います。ただ、最近は、「１日１万歩は歩き過ぎ」と言っている先生もいらっしゃるようです。

それはともかくとして、運動不足で筋力が低下すると、バランス能力や心肺機能の低下にもつながる可能性があります。特に高齢者は、足腰の筋力が低下することにより、転びやすくなり、骨折のリスクも高まります。

健康寿命を短くする要因の一つが骨折ですが、骨折やその痛みのためにベッドで安静にしている状態が続くと、それをきっかけに車椅子が必要になったり、そのまま寝たきりになったりしてしまうこともあります。

そうならないためにも運動は必要です。

筋肉は徐々にではなく、急激におちることがある

ロコモ（ロコモティブシンドローム）、サルコペニア、フレイル、こんな言葉を聞いたことがあると思います。

ロコモとは日本語では運動器症候群といい、「寝たきりを引き起こす運動器の病気」で、加齢によって筋力が低下したり、関節や脊椎などの病気を発症したりすることで運動機能が低下し、立ったり、歩いたりといった機能が衰えた状態を指します。２００７年に日本整形外科学会が提唱しました。

サルコペニアは、「主に加齢により全身の筋肉量が自然に低下し、身体機能が低下した状態」と定義されており、加齢性筋肉減弱現象とも呼ばれています。１９８９年にアメリカの学術雑誌で、はじめて提唱されました。

フレイルは、「高齢者の筋力や活動が低下している状態（虚弱）」のこと。これは日本老年医学会が提唱しているものです。でも、難しく考える必要はありません。私は「ヘロヘロ」と「フラフラ」と「ガリガリ」を比べているようなものだと言っています。

何が言いたいのかというと、いずれも加齢に伴う機能低下のことだということです。言葉に振り回されず、このことだけを理解していれば、それでいいと思います。

体の筋肉は、使った分だけ太く強くなり、使わないと細く弱くなるという仕組みを持っています。安静にしていると1週間で筋力の約15％が失われ、1か月では約半分になるといわれています。

デンマークのコペンハーゲン大学の研究では、運動をしない期間が2週間続いただけで、筋力と筋肉量が大幅に低下し、もとに戻すのに3倍以上の時間が必要であることが明らかにされました（『Journal of Rehabilitation Medicine』２０１５年6月）。

実験には平均年齢23歳の若者17人と、平均年齢68歳の高齢者15人が参加。参加者の足に2週間パッドを固定し動かせないようにして、筋力と筋肉量がどれだけ低下するかを調べたそうです。結果は、筋力は若者で28％、高齢者で23％低下し、筋肉量は若者４８５g、高齢者２５０gの減少が確認されました。これによって、もとの筋肉が多い人ほど影響が大きく、失う筋肉量は、若者は高齢者の約2倍に上ることが示されました。
実験後には、参加者に週3~4回の自転車トレーニングを6週間続けてもらったそうです。その結果、高齢者は6週間では、低下した筋力を取り戻すのが難しいことが判明したのです。

一度失った体力を取り戻すのは、本当に大変なのです。

「歩く」という動作を考えてみてください。健康な人なら普段、何気なく行っている動作ですが、歩くときは大腿四頭筋（だいたいしとうきん）、大腿二頭筋、前脛骨筋（ぜんけいこつきん）、下腿（かたい）三頭筋といった多くの脚の筋肉、さらにお尻や腰、背中、腕などの筋肉も使って、左右交互に脚を出すことによって歩きます。つまり、歩くためには全身の筋肉を使い、また前進するためには重心を移動しなければなりませんからバランス能力も必要ですし、さらには長時間動くことができる心肺機能も必要となります。

ですから、もし「歩く」ことをしなくなったら、当然、筋肉が減少し、バランス能力や心肺機能も低下してしまうというわけです。

みなさんは、テレビのニュースなどで、地球に帰還したばかりの宇宙飛行士が、周りの人に体を支えてもらいながら移動している姿を見たことがあると思います。宇宙飛行士は、帰還すると約3週間、身体機能のリハビリテーションを行います。これは、宇宙空間では体にほとんど重力がかからないため、特に体を支える筋肉や骨はあまり使われなくなり、いわば安静状態、寝たきり状態が続いているのと同じことが、体に起きているからなのです。

つまり、無重力（厳密には微小重力）の宇宙空間に長期滞在すると、身体機能が低下する、いわゆる加齢現象を起こすのです。

このように、体を動かさず、じっとしていれば、誰でも老化が進み、身体機能が低下してしまうのです。

骨は筋肉以上に弱りやすく、鍛えづらい

みなさんもよく耳にする骨粗しょう症について説明しましょう。骨密度は加齢とともに徐々に減少しますが、それが著しく減って、骨が弱くなり、骨折しやすくなるのが骨粗しょう症。特に、閉経後の女性に多い病気です。

治療薬は多数ありますが、フォルテオ（一般名テリパラチド）、プラリア（同デノスマブ）、テリボン（同テリパラチド酢酸塩）など、月数万円かかる薬も少なくありません。例えば、骨形成を促進するフォルテオは、月約5万円、年間にして約60万円。ところが、そんなにお金をかけたにもかかわらず、骨密度は年5％も上がればいいところなのです。しかも、ちょっと具合が悪くて、ほんの少しの間寝込んでいたなら、あっという間に骨密度は減ってしまいます。これ、あまりにもバカバカしいコストだと思いませんか？

骨粗しょう症は、運動不足などの生活習慣も原因になることがわかっています。つまり、避けられない加齢や閉経と違い、これらの要因は自分の意志で改善できるのです。

だったら、まずは運動をしましょう!!

高額な薬代を支払うよりも、よほど効果的で合理的だと、私は思います。

「まだ寒いから、春になったら運動を始めよう」

「暑いから、秋になったら始めよう」

自分にいろいろな言い訳をして、なかなか運動をしない人、いませんか？　また、毎日「明日からやろう」と思いながら、もう1年も経ってしまったなどという人もいるかもしれません。健康のこと、体調のことを気にしているのに、いまいち本気になれないという方は、案外多いものです。

でも、今の私の話で、継続的に運動することがいかに大事かということは、わかっていただけたと思います。しかも、暑い、寒いに関係なく、1年を通して続けることが大切なのです。動かなければ、体力はみるみる落ちていくのですから。

さて、四季を通じて動き続けるには、最新のスポーツ用品が大きな助けになります。

特に寒い季節、防寒性の高いスポーツウエアはお勧めです。今は年齢に関係なくおしゃれなスポーツウエアもたくさんありますから、積極的にとり入れてみてはいかがでしょう。かっこいいスニーカーもネットで簡単に買えます。何より本当に歩きやすいのです。

「明日やろう」は「バカヤロウ」
思い立ったら5秒で開始!

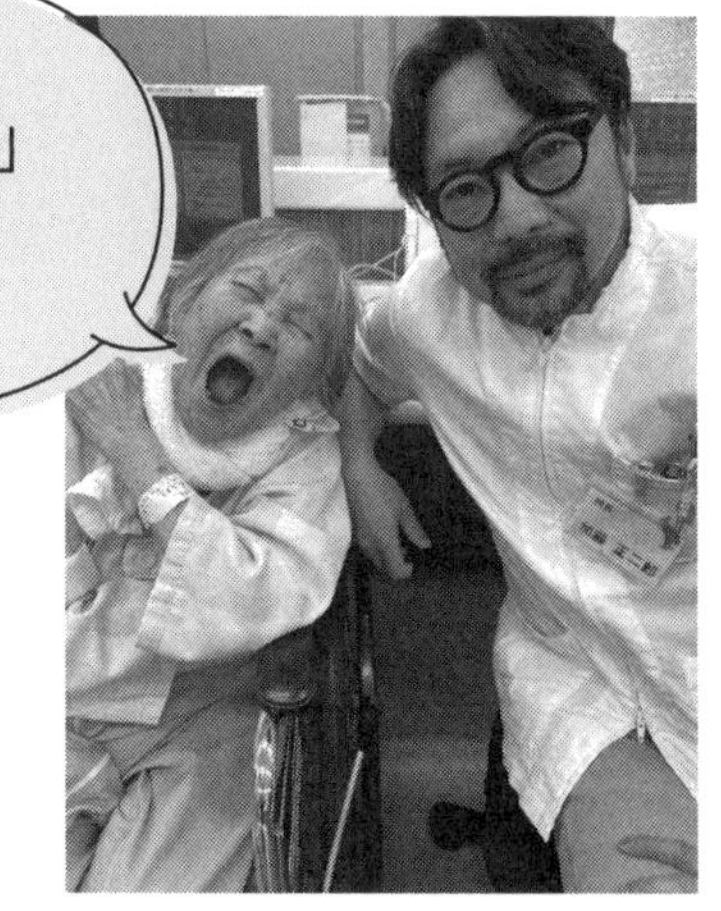

一念発起してスポーツショップに駆け込み、イケてる店員さんに「私はこれから運動がしたいので、おすすめを見繕ってくれ」と頼めば、なおよいでしょう。スポーツ好きのイケメン店員さんや、筋トレ大好き！　なマッチョな店員さんが最新かつ快適なウエア、シューズを揃えてくれます。

お金をある程度使って、形から入ってしまうのも、決意を固めてくれます。家族や同僚など周囲にも、がんばってライフスタイルを変えていく決意を表明して、退路を断ちましょう。周囲を巻き込んでしまいましょう。

こうして何とか、運動を習慣づけるのです。きっと楽しく運動している自分に出会えるはずです。

もしイメージがわかないようであれば、YouTubeなどの動画サイトを見るのもよいでしょう。「ダイエット」や「筋トレ」など自分の気になるキーワードを入れて検索してみてください。減量に成功した動画や、きれいな筋肉をつけた動画、そこに至るまでの方法や経過などが世界中からアップロードされています。なかには本当にとんでもない怪物レベルの筋肉ボディがいたり、ほほえましいほどのダメダメな人もいたりします。それでも動画をアップする熱量や勇気を感じます。さまざまな言語で応援するコメントが入っていたりして、こんな時代ならではの人のつながりや、知識の進化などを体感できます。自分にとっての「ヒーロー」「ヒロイン」を見つけて、あなたも変身しましょう。

運動は病気予防にもなる

運動の効果は体の機能面によく現れますが、病気に対しても効果があります。

例えば、定期的な運動をすると心肺機能が高まり、それによって心血管系が1回の心拍で運ぶ酸素量が増加し、肺に取り込むことのできる最大酸素量が増えます。また、肥満や、高血圧、糖尿病などの生活習慣病、メタボリックシンドロームの予防、加齢に伴う生活機能低下の予防、腰や膝の痛みの軽減、血行促進による肩こりや冷え性の改善、抵抗力の向上などの効果もあります。

運動によって、筋肉が強化されると、それまでできなかった動作や作業ができるようになったり、容易になったりします。さらに、体の柔軟性が増して怪我をしにくくなったり、関節の周りや全身の組織が強くなり、バランスが改善されるため、転倒防止にもつながります。

そして、運動は気分や活力の改善に役立ち、抑うつの軽減にも有用です。これは、運動をすると鎮痛や幸福感をもたらすとされる、エンドルフィンという脳内化学物質の体内濃度が上昇するからだといわれています。思いっきり走った後などに、爽快感や達成感など、とても良い気分になった経験がある方も多いと思いますが、このように運動は精神面にも良い影響を及ぼします。運動を続け、ちょっといい塩梅（あんばい）になったら、ウエアを選んでくれたイケてる店員さんに会いに行きましょう。もちろん、そのときはコーディネートしてもらったスタイルです。運動を好きになってくれたこと、ウエアを着てくれていることを、きっと喜んでくれるはずです。

長生き効果ナンバー1スポーツはテニス

では、どんなスポーツをするといいのでしょうか。

人によってスポーツにも、好き嫌い、得手不得手がありますから、押しつけるつもりはありませんが、長寿効果が高いのはテニスだそうです。アメリカの医学専門誌『Mayo Clinic Proceedings』で発表された研究によると、習慣的にテニスをする人は、まったく

✚ [図表9] 平均余命の長いスポーツランキング

テニス	9.7年
バドミントン	6.2
サッカー	4.7
サイクリング	3.7
スイミング	3.4
ジョギング	3.2
徒手体操	3.1
ジムエクササイズ	1.5

※デンマークでの大規模コホート研究「2018コペンハーゲン市心臓研究」を基に作図

仲間と一緒にできるスポーツをすると長生きできる、という説もあるんですよ

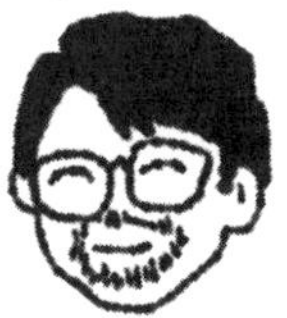

運動をしない人より、平均9・7年寿命が長いことが判明したというのです。

この研究は、デンマークのコペンハーゲン市が25年以上にわたり蓄積してきた市民の生活習慣に関するデータを分析したもので、膨大なサンプルの中から条件に合致する約8600人分の情報を抽出して行われたそうです（2018年）。

1位のテニスに続くのは、2位となったバドミントン、以下サッカー、サイクリング、スイミング、ジョギング、徒手体操、ジムエクササイズと続きます。

テニスが長寿に効果的なのは、無酸素運動と有酸素運動を交互に行うインターバルトレーニングであり、中程度の運動を長時間行うよりも効率が高い可能性がある、と推測されています。また、競技の特性上、脳がストレスに強くなることも考えられます。

そして、テニスはジョギングやジムエクササイズなど、一人で取り組むものではなく、他者とのコミュニケーションが求められるスポーツです。クラブやサークルなどで、同じ趣味を持つ仲間とともに楽しみ、支え合っている感覚を得る。これが長寿につながっているとも考えられるのです。

さらに、私は、テニスが脚を横に開くことの多いスポーツだということも長寿に関係しているのではないかと思います。それによって股関節が鍛えられるのではないか、と。二足歩行を獲得した人間にとって、股関節は非常に重要だからです。そういう意味ではラケットスポーツ、ここには入っていませんが、卓球なども長寿に貢献するのではないかと思っています。

ちなみに、無酸素運動は、短時間に大きな力を発揮する強度の高い運動で、筋肉を動かすためのエネルギーに酸素を必要としないのでこう呼ばれています。短距離走や筋力トレーニング、ウエイトリフティングなどがこれに当たります。それに対して有酸素運動は、エネルギーに酸素を使う運動で、ジョギングや水泳、エアロビクス、サイクリングなど、ある程度の時間をかけながら、軽~中程度の負荷をかけて行う運動です。

無酸素運動は、糖質をメインのエネルギーとして消費しますが、有酸素運動は、一定の時間をすぎると脂肪をエネルギー源として消費します。そのため、体脂肪を減らして痩せるためには有酸素運動が推奨されているのです。

ただし、過度の有酸素運動は体を酸化させます。この問題を解決するには、運動のルーティンに筋力トレーニングを加えるといいとされています。

中高年にこそ筋トレが必要なワケ

「テニスもいいが、忙しくてスクールに通うことや、人と時間を合わせることがなかなか難しい」。そんな方には、私は筋力トレーニングをお勧めしています。

筋トレというと、「自分は特に筋肉を大きくしたいわけではないから、やる必要がない」と思っている方もいらっしゃると思いますが、それは誤解です。誰もボディビルダーを目指しましょう、などとは言っておりません。

筋トレを継続すると、筋肉量が増えることはその通りです。しかし、心配しなくても、ほとんどの人は「筋骨隆々(きんこつりゅうりゅう)」にはなりませんから大丈夫です。そこまでいくには相当なトレーニングが必要です。

でも、日々の筋トレは、決して裏切りません。少しずつスリムになったり、「あれ?お腹割れてきた?」など、変化はゆっくりと、そして確実に起こってきます。扱える重量も増えてきたりして、見た目のみならず、自信や楽しさなどに、きっとつながるはずです。

さて、筋肉量が増えると、それに伴って基礎代謝量が向上します。基礎代謝とは、体温を維持したり、呼吸をしたり、心臓を動かしたり……と、人が生きていくために最低限必要なエネルギーのことで、私たちが1日に消費するエネルギーの約70%が基礎代謝です。そして、基礎代謝の中でも一番多くエネルギーを使っているのが筋肉なのです。筋肉は、私たちの体を支えているだけでなく、エネルギーを消費して熱をつくり出す役割を担っているのです。

ところが筋肉量が減少すると、この基礎代謝が落ち、さらに体温の維持ができなくなるため、体の熱を逃さないように、筋肉が減った分を脂肪で補おうとします。そして、この状態が進むと、肥満になるのです。

筋トレをして筋肉量を増やせば、基礎代謝が上がり、痩せやすい体になることにつながるのです。

筋トレの効用は、それだけではありません。近年、筋肉から分泌される生理活性物質が、健康と密接な関係にあるということがわかってきたのです。

その生理活性物質とは、「マイオカイン」。筋肉から分泌される生理活性物質は50種類以上あるといわれており、マイオカインはその総称です。

代表的なものにインターロイキン6（IL-6）、線維芽細胞増殖因子21（FGF-21）、スパーク、イリシン、アディポネクチンなどが挙げられますが、例えば骨格筋から分泌されたイリシンという物質は脂肪細胞に作用していることがわかっており、インターロイキン6は糖代謝を調整する働きがあると考えられています。

マイオカインについては、現在それぞれの働きについて、世界中で研究が行われており、前出のような脂肪分解や血糖値の改善をはじめ、骨の形成、筋肉の増強、抗炎症作用、免疫力向上、肥満予防、動脈硬化予防、大腸がん予防、認知症予防など、さまざまな効果が期待されています。

そして、ここが肝心なのですが、マイオカインは筋肉量が多く、しかも良質な筋肉なほど、たくさん分泌されると考えられています。つまり、筋トレ——筋肉を使う運動をして、筋肉の量を増やしたり、筋肉の質をよくすることが、健康につながるということなのです。

✚高齢者こそ、体を積極的に動かそう

少し専門的な話をします。

高齢者にとって転倒は、命取りになってしまう場合があります。大腿骨近位部骨折（足の付け根の骨折）を起こすと死亡率が上がり、特に80歳以上の患者さんの予後は、1年で10

%程度が亡くなり、5年生存率は30～50%と、がんよりも悪いとされています。

大腿骨近位部骨折の原因を見ると、そのほとんどが「立ち姿勢の高さからの転倒」で74・0%にも上ります（2003年日本整形外科学会報告）。さらに別の調査では、骨折・転倒が「介護が必要になった原因」の10・9%を占めています（2013年国民生活基礎調査の概況）。立った姿勢から、卓球選手が、テニス選手が、転ぶでしょうか？　こんなところでも、これらのスポーツが生命予後に寄与しているのかもしれません。

大腿骨近位部骨折と並んで高齢者に多いのが、背中が丸くなったり、背が縮んでしまったりする脊椎骨折です。

なかでも胸椎（きょうつい）と腰椎（ようつい）の移行部で圧迫骨折が生じると、背中はとても丸まりやすく、胸郭は下を向いてしまい、胃部を圧迫して代わりに下腹が出やすくなります。その結果、腹圧が上がり、食欲が低下したり、逆流性食道炎を起こしたり、一度の骨折で次々と骨折を起こす「ドミノ骨折」を起こしたりします。そして、背部痛も残って、あっという間に小柄で虚弱なおじいちゃん、おばあちゃんになってしまうことがあります。

実は、近年、圧迫骨折に対して、セメントを詰めて治してしまうという「バルーン椎体形成術」という手術が確立されました。傷口は5ミリほどが左右2か所で、手術時間も30

分ほどです。機を逸さずに行えば、非常に安全かつ手軽な手術で、患者さんは劇的に回復し、圧迫骨折の悪循環から脱することができます。圧迫骨折は、基本的に「寝て治す」という時代は終わったと考えていいと思います。

こうした骨折以外にも、安静にしていることで体力が損なわれる現象は本当によく見られます。健康な人でも絶対安静の状態では1日で1～3％、1か月で50％筋力が低下するといわれているのですから、特に超高齢者は簡単に認知機能が低下してしまうなど、安静にして良いことのほうがずっと少ないのです。

私は整形外科医です。特に専門の人工関節の手術は高齢な患者さんが多く、術後にせん妄を呈することも少なくありません。そんなときは、術後数日でも帰宅していただいて、様子を見ることもあります。入院したことで生活環境が変わると、体力面での低下ばかりでなく、認知機能も低下してしまうことがあるのです。それが、「住み慣れた我が家」へ戻ることで回復するということは少なくありません。

人工関節の手術では、通常2週間くらい入院していただきますが、多くの場合、次の外来では、歩けるようになったことをニコニコ自慢する患者さんに、お会いすることができます。しかし、私は患者さんに対して「良かったですね」とは言いますが、決して「お大事に」とは言いません。人工関節の設置には自信がありますし、「大事にし過ぎ」て、動かないほうがずっと怖いからです。

加藤式GPJでイキイキ元気！

若い人はもちろん、高齢者こそ動いたほうがいいでしょう。今日、歩けるから元気で、いろいろ用を足したり、好きなことができるのです。私は、ちょっと無理目のことをするように、けしかけます。若い人なら、これから何度も健康増進のチャンスがありますが、高齢者は動き続けるのが最善だからです。

そこで、私はさんざん考えた末、とても簡単な運動を考案しました。それは、名づけて「グーパージャンプ」。すでに多くの患者さんにお勧めしている運動です。私がカルテに「GPJ」と入力しているので、みなさん略語辞典で調べていますが、まだ載っていませんので、あしからず（ごめんなさい、私の広報不足です）。

それはさておき、このグーパージャンプは、跳び箱のように手を机について、足を揃えてジャンプ、空中で脚を広げてから着地、またジャンプして今度は脚を閉じて着地、という簡単な運動です。グーを1回、パーも1回と考えます。

コツは、高さと幅にこだわることと、猫のようにしなやかに行うこと。ドスンドスンと音を立ててはいけません。マンションでも階下に迷惑がかからないくらい「フンワリ!」です。

これを朝10回、夕方10回行ってください。それだけでいいのです。時間にしてたった15秒、朝夕合わせても30秒くらいのことです。もし、膝が痛いなど、施行が困難な場合は、脚を左右に振り上げるだけでもかまいません。

私の患者さんには、両人工膝関節だろうが、片麻痺だろうが、容赦なく挑戦をしてもらいます。できる限りのことをすれば、それが最善であると信じて行っていただくまでです。もちろん、屋内で行えますから、天候の影響もなく、年中継続できます。

グーパージャンプの良いところは、誰でもたいてい安全に行えるということです。若い人には、高さと幅にこだわってもらいますから、若い人でもそれなりに大変です。しかし、体重がかかる大きな筋肉が動きますから、全身運動の楽しさが、ちょっと味わえます(あなたが、とても若い人でも少し息が切れ、汗ばむでしょう)。

この運動は股関節をよく動かすので、転倒を予防したり、骨塩量(カルシウムやリンなど骨の中のミネラル量）を上げたりする作用があると、私は考えています。なぜならこれは、長寿スポーツのテニスや卓球の動きをベースにした動きだからです。

あまりに短時間ですむため、患者さんの中には、少しアレンジを加えたり、回数を増やしてみたりする方もいらっしゃいます。

真面目に取り組んでいる方は上達も早く、始めた頃と比べると見違えるほど動きがスムーズです。

これを「ホイホイジャンプ」という患者さんがいるのですが、「ホイホイ」と言いながら跳んでみせるその身軽さ、その語感に、ときどき「ホイホイジャンプ」に改名しそうになるくらいです。

グーパージャンプができるようになり、これに自信を得た患者さんは、歩くことが怖くなくなり、日常生活動作が安全に拡大します。

私は、グーパージャンプを「最低限これだけできているなら大丈夫な運動」と考えています。「これだけやればいい」のではなくて、「呼び水効果」を期待しているといってもいいでしょう。要は、グーパージャンプは、最初の一歩でもあるし、最低限の一歩でもあるということです。

小さなステップが大きな変化に

アメリカの「身体活動ガイドライン　2018年版」では、成人に対して1週間に150分以上の中等強度の有酸素運動、または75分以上の高強度の有酸素運動、および、週に2日以上の中等強度以上の筋力トレーニングを推奨しています。

実際に、実験では有酸素運動の推奨量と筋力トレーニングの推奨量を双方満たしていた群は、約4割の死亡リスク低下が認められ、有酸素運動は高強度で集中的に行ったほうが、死亡リスク抑制効果がやや高かったということです。

確かに、同ガイドラインが推奨している運動は、理想的なものかもしれません。しかし、これまでまったく運動をしてこなかった人や高齢者に、これをいきなり「やってください」と言って、果たしてできるでしょうか？

はっきり申し上げて「無理」です。

例えば、肥満で悩んでいる人に、「ジョギングを1日15分やるといいですよ」と提案しても、走れるかというと、走れないでしょう。つまり、理想のカタチは知っておくべきですけれど、「最初の一歩」はそこではないと思うのです。

まず小さいステップで始めてみて、それができたら次へ、また次へ……、そのほうが結局は近道なのです。

前出のグーパージャンプは、まさにそういう一歩なのです。

グーパージャンプは以下へのアクセスで見ることができます

or

https://www.youtube.com/watch?v=lrLqcbxjG_o

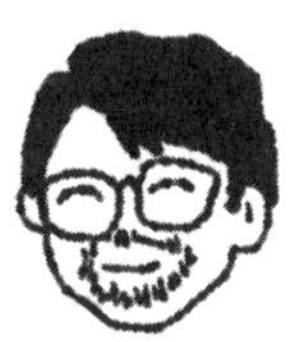

ポイントは関節を使って静かに跳ぶこと!
まずは朝10回、夜10回から始めて下さい

Healthy habits

【加藤流・健康五箇条3】
健康＆美容にいいとこ取りの糖質制限

「健康で長生きするためにはバランスの良い食事が大切」とは、よく言われることです。栄養素のバランスが取れた食事を、腹八分目を心がけ、規則正しく1日3食摂ること、これが大事だというのは一見もっともな話だと思います。でも、私はここで、まずは「糖質制限をしましょう」と提案します。

厚生労働省が作成した「食事バランスガイド」をご存じでしょうか。これは1日に「何を」「どれだけ」食べたらいいかの目安をイラストで示したものです。それを見ると、一般的に「主食」といわれているご飯などの炭水化物をしっかり摂ることが推奨されています。例えば、ご飯（中盛り・150g）だったら1日に4杯程度食べてください、というのです。つまり、1日600gも炭水化物を食べることになるのです。

これは明らかに摂り過ぎです。ご飯をモリモリ食べて健康になるというのは、いささか時代錯誤です。現代人は運動量が減ってきていますし、糖質を多く摂りながら、筋骨隆々にいることは、不可能になってきているのです。炭水化物、糖質の摂り過ぎは、かえって健康を害します。

炭水化物と糖質の違いって何？

ところで、炭水化物と糖質、案外混同している方が多いのではないでしょうか。

炭水化物は、糖質と食物繊維を合わせたものであり、糖質は炭水化物から食物繊維を除いたものです。別な言い方をすれば、炭水化物のうち、体の中で消化吸収されエネルギー源となるのが糖質で、排出されるものが食物繊維です。

糖質は分子の量で、単糖類、少糖類（二糖類）、多糖類に分けられており、主なものとしては、単糖類ではブドウ糖や果糖、少糖類ではショ糖や麦芽糖、多糖類ではデンプンやデキストリンなどがあります。

また、糖質には、キシリトールなどの糖アルコールや、アセスルファムK、スクラロースといった合成甘味料なども含まれます。

最近さまざまな健康効果があるとされ、注目されているオリゴ糖は少糖類の別称です。

ほかに糖類という言い方がありますが、これは単糖類と少糖類のことで、体内に素早く吸収される特徴があります。甘味を感じない野菜などにも含まれているので、知らず知らずのうちに摂取している可能性があり、要注意です。

糖質の多い食べ物、少ない食べ物を挙げておきますので、参考にしてみてください。

【糖質の多い食べ物】

・穀類（ご飯、パン、麺類、小麦粉、片栗粉、コーンスターチなど）
・イモ類
・根菜類（ニンジン、ごぼう、レンコンなど）
・果物類（リンゴ、バナナなど）
・甘味料

【糖質の少ない食べ物】

・肉類
・魚介類
・卵
・チーズ、バター
・豆類
・葉野菜
・キノコ類
・海藻類
・コンニャク
・オイル類

※玄米や雑穀米、胚芽パンや全粒粉パンなどは、健康のために取り入れている方も多いですが、基本的に糖質多めの食品です。また、豆類でもそら豆やひよこ豆は糖質が高い豆です。春雨も低糖質と勘違いされがちですが、実は高糖質食品です。
チーズやバターは低糖質（バターはゼロ）ですが、牛乳やヨーグルトは糖質高めです。

✚私も実践！　4か月で10キロの減量に成功

私が糖質制限に注目したのは、5年ほど前のことです。自分のダイエットにやってみようと思い、ご飯、パン、麺、イモ、カボチャをやめてみたのがきっかけです。そのときは4か月で体重が69kgから59kgに、体脂肪率が16%から7%になりました。

もともとそんなに太ってはいませんでしたが、始めてみると、とても体が軽く、日中の眠さが取れたのが驚きでした。減量効果は想像以上で、毎月、4kg、2kg、2kg、2kgと体重が減っていったので、途中で、病気になったのかと心配したほどでした。その後、多少、糖質制限を緩め、筋トレを増やしました。筋肉が増え、体重は現在67kgほど。BMI（肥満度を表す体格指数）は約23で、常に腹筋は割れたままです。

自分の経験から糖質制限の効果を確信した私は、「糖尿病患者さんにも指導してみよう」と思いたち、すぐに実行に移しました。何人かの患者さんに糖質制限をしていただいたのですが、予想通り、みなさん順調に痩せて、糖尿病が改善したのです。

そんな折、内科の先生（糖尿病専門医）から、ある患者さんについての相談を受けました。患者さんは60歳代の男性で、透析中に化膿性脊椎炎になり、両下肢麻痺（触った感覚があるだけでまるで動かない状態）が出ているというのです。すでに30年を超える糖尿病歴があり、両足は壊疽を繰り返し、足趾を何回も切断しています。また、網膜症もあり、視力は不良。透析は10年ほど前から受けているとのことでした。つまり、糖尿病三大合併症が出ている状態で、なおかつ脊椎に炎症が生じているという重篤な状態です。

ＭＲＩでは脊髄が広く膿に包まれている状態で、インスリンを１日30単位以上使っていても、ＨｂＡ１ｃ（ヘモグロビンエーワンシー）が10％以上と糖尿病のコントロールからしても手術自体の危険性も高い状態でした。

私は、内科の先生の承諾を得て、患者さんの食事を透析食（タンパク質制限）から１日１００ｇの糖質制限食に変えさせてもらいました。即日、インスリンの定時打ちはやめ、１日３回、測定された血糖に応じてインスリンを打つ、いわゆるスライディングスケールとしました。

結果は、目を見張るものでした。血糖は４日ほどで２００㎎／dLを超えることはなくなり、抗生剤の併用により、化膿性脊椎炎も順調に沈静化しました。

その後、患者さんはリハビリテーションが行える施設に移りましたが、同施設の協力によって糖質制限を続けることができました。

それから4年。かつて88kgあった体重は、68kgで安定しています。インスリンはまったく使っていません。両下肢麻痺は長引きましたが、膝立ちができ、車椅子に安定して乗ることができるようになりました。また、ヘモグロビンエーワンシーは5%台が続き、1度も化膿性脊椎炎は再燃していません。透析は続けていますが、もはや糖尿病状態にないことは明らかです。

この経験から私が言えることとは、糖尿病は治る病気、ひょっとしたら糖を食べ過ぎただけの病気――「糖食病」ではないかということです。

この患者さんの場合、もっと前から糖質制限をしていれば、きっと脚は今も動き、透析は免れ、視力も良かったと思います。

その後もたくさんの症例を見てきましたが、この症例を経験したことが「糖尿病の治療にはまず糖質制限を行うべき」だという私の思いを揺るぎないものにしたことは、間違いありません。

仮に、糖尿病が、これまでの治療方法で行った場合と糖質制限を行った場合とで、同じようにコントロールできたとします。私は、糖質制限のほうが治療効果のクオリティが高いと思っていますが、それはともかくとして、ではその医療費はどうでしょう?

勝負は決まっています。糖質制限のほうが圧倒的に安い‼ 糖質制限は、ほとんど薬らしい薬は使いませんから。

これがどれほどの糖尿病患者を救い、結果的に社会を救うのか。経営的に一時、病院は困るかもしれませんが、まだまだ戦わなければならない病気や怪我はたくさんあります。医療が継続可能であるためにも、糖質制限を先に行って、それでもコントロールができない患者さんに対しては、インスリンなどの薬を使うなどしていけばいい、と私は思っています。

糖尿病対策にはカロリー制限よりも糖質制限を

糖尿病には1型と2型があることは周知のとおりです。

健康な人は、血液中に少量のインスリンが常に分泌され、さらに食後に血糖値が上昇すると大量のインスリンを分泌することで、血液中の糖（ブドウ糖）の量が一定に保たれるよう、調整が行われています。

1型糖尿病は、このインスリンを出す細胞が壊されてしまう病気で、インスリンがほとんど、あるいはまったく出ないため、インスリン製剤を自己注射することで血糖コントロールを図ります（インスリン療法）。

一方、２型糖尿病は、体質や生活習慣などが原因と考えられ、その結果、インスリン分泌量の低下や、インスリンは出ているものの働きが悪いため、血糖コントロールができなくなった状態です。糖尿病の95％以上がこの２型です。

治療の基本は食事療法と運動療法で、それだけで十分な血糖コントロールが図れない場合は、血糖降下薬やインスリンなどの薬物療法を行うことになります。

前項の症例の患者さんは、この２型糖尿病ですが、私は１型糖尿病の患者さんに対しても糖質制限を行っています。

これは40歳男性患者さんの例ですが、この方は糖質制限ですっかり血糖値が収まっています（空腹時１００、食後１５０～２００くらい）。インスリン製剤にはいくつかの種類がありますが、現在は24時間続けて分泌する基礎インスリンの製剤（ベーサルインスリン）だけを打っている状態です。細胞内に糖を取り込むためには、最低限のインスリンが必要なはずなので、とりあえず今のところは続けていますが、ベーサルをやめたいくらいに改善されているのです。

透析をやっていて、足趾を何度も切断していて、シャルコー関節という神経病性関節症も発症している患者さんですが、糖質制限で血糖コントロールがうまくいっていることは救いです。

糖尿病は血糖値とヘモグロビンエーワンシーで診断しますが、その判定区分には「糖尿病型」「境界型」「正常高値」「正常型」の4つがあり、空腹時の血糖値が126㎎／dL以上、もしくは食後の血糖値が200㎎／dL以上、合わせてヘモグロビンエーワンシーが6・5％以上なら「糖尿病型」、すなわち糖尿病と診断されます。

私が問題だと思うのは、多くの糖尿病専門医は、この糖尿病領域でのコントロールしか行っていないということです。そして、少々嫌みを言わせていただくなら、その専門医のみなさんは、三大合併症が出現したなら、〝優しく〟足を切断しましょう、透析をしましょう、と同じことを繰り返すのです。その結果、整形外科の私はずいぶん患者さんの足を切らされました。

もう、やめませんか？　こんなことを繰り返すなんて。

私は、糖尿病の専門家ではありませんが、先述のように薬を使わず、「糖質制限」という方法をとることで、血糖コントロールが可能であることを経験しています。正常域で患者さんを診ることができるのですから、合併症が起こることもないはずです。あくまで臨床的な話ですが、専門医の先生方も少し、こういうことに目を向けていただきたいと思うのです。

もし、あなたが糖尿病と診断され「インスリンを使いましょう」と言われたら。医者に3点質問をしてください。

①糖尿病は、一生つき合う病気って本当ですか？
②インスリンが足りない病気が2型糖尿病だって本当ですか？
③私は糖尿病ではなくて、筋肉モリモリの健常人になりたいのですが、どうしたらいいですか？

この3点の質問にていねいに答えてくれる医者なら、信頼に値するのではないかと思います。

まず②ですが、結果的にインスリンの作用不足で血糖が高くなっているのが糖尿病で、先述のように1型は本当に分泌が低下している状態、2型は効きが悪い体になっているため、普通の人よりインスリンがたくさん出ているのに、十分血糖が下げられていない状態です。

そして、この状態が続くと、やがて膵臓は疲労困ぱいしインスリンを分泌できなくなってきます。

専門の先生は、さすがにそう答えてくれるはずです。

では、①と③に関してはどうでしょう……。

2019年2月、神戸大学の小川教授らのグループが、血糖値の上昇が「WWP1」と「KLF15」というふたつのタンパクの量に影響を及ぼすことにより、筋肉を減少させるメカニズムをはじめて明らかにしました。

健康な状態の筋肉は、WWP1がKLF15にユビキチンという小さなタンパクを結合させることによってKLF15の分解を促し、KLF15の量を低く保っていますが、血糖値が上昇するとWWP1の量が減少し、そのためKLF15のユビキチンの結合が減って、KLF15の分解が抑制されます。するとKLF15の量が増えてしまい、その結果、筋肉の減少が起こるというのです。

どうりで、筋肉ムキムキの糖尿病の患者さんがいないわけです。ただし、痩せてガリガリの糖尿病患者さんはいます。1型糖尿病など、インスリンの分泌量がとても少ない患者さんです。しかし、わが国の糖尿病患者さんの大多数は、インスリン非依存性ともいわれる2型糖尿病の患者さんです。そして、彼らはたいてい「ぽっちゃり体型」です。

どうして2型糖尿病患者さんに太っている人が多いのかというと、その原因のひとつはインスリン製剤にあります。インスリン製剤というのは、イコール「肥満ホルモン」なのです。

インスリンを打つというのは、「太ってもいいから、目先の血糖を下げてください」と言っているようなものなのです。それをずっと続けていると、ヘモグロビンエーワンシーは一見下がりますが、次第にインスリンが効かない体になってしまいます（インスリン抵抗性）。

なぜ、インスリン抵抗性が出現するかというと、それは体脂肪の蓄積にほかなりません。

インスリン療法って、そもそも矛盾しているとは思いませんか？

✚ [図表10] インスリン療法とは

・インスリンを打つ（血糖は下がる）

↓

・少し太ってくる

↓

・インスリンを打つ（血糖は下がる）

↓

・また太ってくる

↓

・インスリンを打っても効きが悪く、血糖を下げられなくなる（インスリン抵抗性）

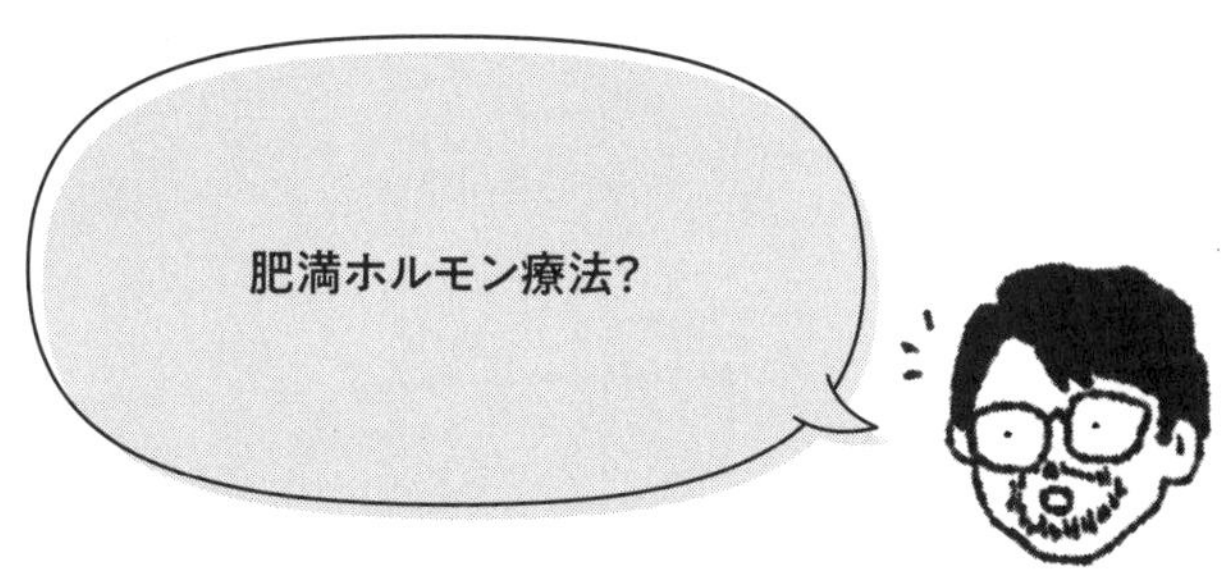

1日100g程度への糖質制限で、1週間以内に高血糖を改善

かくして、糖尿病の人は、どんなに頑張って筋トレをしても筋肉は付かず、それどころか脂肪が付いてしまうという不幸な状態に陥っているのです。

では、どうするか――。

それが糖質制限です。血糖を上げる唯一の栄養素、炭水化物（糖質）を減らして、高血糖を改善すればいいのです。

私の経験では、1日の糖質量を100g程度に制限すれば、たいていの患者さんが、1週間以内で高血糖を改善できます。ヘモグロビンエーワンシーが正常化するのにかかる期間も2〜3か月です。

また、眼科の立場からは、血糖はゆっくり下げないと網膜症が悪化するから、ヘモグロビンエーワンシーの低下は1か月に0・5〜1・0％を超えないようにすることが推奨されています。しかし、これは強化インスリン療法などで急激に見られる現象で、インスリンそのものが持つ増殖性シグナルが影響していると考えられます。糖質制限は、そもそも血糖が上がらず、高インスリン血症もよく改善されますから、安全と考えますが、不安な

方は、糖質制限もややゆっくり弱めから開始するといいと思います。

先は長い！　ゆっくり行きましょう。

インスリンを使っている方や、糖尿病の薬を飲んでいる方は、主治医にこう宣言しましょう。

「私は、これから頑張って糖質制限をします。血糖降下薬は、低血糖が起こりにくいものでお願いします。インスリンもなるべくやめる方向でお願いします」

そして、

「先生、私は頑張ります、合併症は嫌なので！」と言ってみてください。

もし、そのとき主治医の先生が、あなたの言葉に否定的だったとしたら、彼（彼女）は「糖尿病は一生つき合う病気」だと思っている先生です。前出の質問の①には、間違いなく「はい、そうです」と答えるでしょうし、③については、「そんなの絶対に無理」と一笑するかもしれません。

こうなったら、バキバキに体をつくって、その医者と再会しようじゃありませんか！

のんびり、しかし確実に。目指すは5年で10%の減量

「私には無理、続かないし……」と、尻込みしてしまう方も少なくないと思います。そういう方に朗報があります。

イギリス・ケンブリッジ大学の研究者による2019年の報告に、「2型糖尿病患者が健康を取り戻すために、大幅に減量する必要はなく、5年間で体重の10%を減らすだけで寛解し得る」というものがあります。

ちなみに寛解とは、「病状が落ち着いており、臨床的に問題がない程度にまで治ったこと」で、この研究では、糖尿病の寛解は、糖尿病用薬または減量手術に依らずヘモグロビンエーワンシー6・5%未満を達成した者と定義されています。

この研究チームは、「多少の減量でも寛解につながり得る。極端なダイエットは必要ない」とし、「2型糖尿病は、もはや生涯続く疾患ではない。減量してその体重を維持すれば、本質的に治癒し得るものである」と述べています。

もし、あなたが糖尿病に苦しんでいるなら、すぐにでも前出のような「糖質制限頑張ってみます！」宣言をしてみてください。そして、その日に、太っている自分の写真、でき

ればそのときの血糖値やヘモグロビンエーワンシーといった検査数値を記入した用紙などを手に持って写真を撮っておきましょう。数か月後、糖質制限をしたあなたは、見違えるほどスリムになっているはずです。そうしたら今度は数値を手に、その痩せた自分を撮ってください。もし、そのとき、糖尿病の専門の先生と決別してしまっていたなら、私が採血してもかまいません。何なら、糖尿病が再発しないように、一生つき合ってもかまいません。私は、糖尿病は治せる病気だと思っていますから。

さて、スリムになった自分を撮ったら、その写真を私に送ってください。診察室に貼っていきます。

これは、この本で始める新企画です。今は、診察室の壁に写真はゼロですが、これからたくさんの写真が貼られていくことを楽しみにしています。

写真は、「トラトラトラ係」まで。

（送付先・〒133－0052　東京都江戸川区東小岩2－6－1　メディカルプラザ江戸川「トラトラトラ係」）

「ワレ奇襲ニ成功セリ」。敵は糖質にあり、肉食（高タンパク食）で、旧態依然とした糖尿病医療に、体脂肪に、総攻撃だ!!

✚ 糖質制限＝おやつNG、お酒NGではありません

「とにかく効果が実感できる」というのが糖質制限のすごいところです。とはいっても続けられなければ意味がありません。そこで、簡単な考え方、コツをお教えします。

まず、甘いものが大好きな人は、「甘いものを絶対にやめなければならない」と思い込まないことです。だいたい「食べてはダメ」と思えば思うほど、やめられないというのが人間の性(さが)。それに、甘いものを一生食べられないなんて、寂しすぎるでしょう。

要は、トータルでどのくらい糖質を摂るのか、摂らないのか、ということなのです。

例えば、スーパーやコンビニエンスストアで気軽に買えるカップアイスには角砂糖10個分、カレーライスには角砂糖30〜40個分の糖質が含まれているといわれています。精製糖のほうが血糖も上がりやすく、太りやすいのですが、カレーライスを半分にするとか、糖質の少ないメニューに変更すれば、カップアイスを食べる余裕は出せるはずです。もちろん、食べないに越したことはありませんが、どうしても食べたいなら、こういう工夫をしてみてはいかがでしょうか。

また、主食という考え方がありますが、糖質制限を行う上で、これが大きなネックにな

✚ [図表11] 食べ物に含まれる糖質比較

糖質換算表		
食品(量)	糖質	角砂糖
ご飯1膳(150g)	55g	14個
食パン1枚(60g)	26.6g	6個
フライドポテト(M)(135g)	46.2g	12個
はちみつ(100g)	79.7g	20個
うどん1杯(150g)	58.5g	15個
そば1杯(150g)	47.3g	12個
しょう油ラーメン1杯(230g)	69.7g	18個
ショートケーキ1個(110g)	51.1g	13個
牛肩ロース(266g)	0.5g	0.1個
豚ロース(25g)	0.1g	0個

※角砂糖は1個3.7gで計算

最近は糖分を角砂糖に変換して記録することができるアプリもあるんですよ

っているといえます。特に、私たち日本人は、子どもの頃から「ご飯をいっぱい食べるのはいいことだ」「炭水化物を主に食べるのが普通なんだ」と刷り込まれてきました。おじいちゃん、おばあちゃんは、孫がご飯をおかわりすると、「えらいね」と嬉しそうにします。

そもそも主食という言葉自体が曖昧で、実は、私はやめたほうがいい概念だと思いますが、なかなか打破することは難しそうです。しかし、味が濃いおかずや具材で、主食といわれるご飯、パン、麺などを食べれば、自動的に6割以上が炭水化物となってしまいます。

ですから、私は「主食は豆腐」作戦をお勧めします。そうすることにより、例えば、ご飯1膳約150gが、木綿豆腐1丁なら、糖質は55gから3・6gほどに減らすことができます。ただし、人間は同じものには飽きやすいので、いろいろな味の豆腐に挑戦したり、炒めたキャベツやブロッコリー、カリフラワーやキヌアなどを試してみてもいいと思います。

もう一つ、お酒の好きな人が気になるのは、飲酒の可否でしょう。一般には、ダイエット中でも飲んでもいいアルコールは、ウィスキー、焼酎、ブランデー、ウォッカ、ジンなどの「蒸留酒」、飲んではいけないアルコールは、ビール、日本酒、紹興酒、ワインなどの「醸造酒」といわれています。

最近は、上腕にパッチのように貼り付け、持続的に血糖を計測できる「FreeStyleリブレ」

〈ネットでも購入可能〉というひと昔前なら夢のような便利グッズがあり、お酒で血糖がどう動くかといったことが簡単に調べられますが、試してみたところ、確かに低糖のアルコールは、あまり血糖が動きませんでした。

また、最近は「辛口の白ワインは血糖値を抑えられ、痩せる」という情報もあります。ドイツのウルム大学による、1日に1杯程度の白ワインを摂取したときと、グレープジュースを摂取したときの減量効果についての研究結果では、白ワインを摂取したグループの方が、グレープジュースを摂取したグループよりも、26・1％も減量効果が高かったと報告されています。また減量幅は、グレープジュースグループで0・9～8・0kgだったのに対し、白ワイングループは0・9～11・70kgだったということです。

ただし、甘口の白ワインは糖分を多く含んでいるのでいけません。また辛口だからといって飲み過ぎるのもNGです。「節度のある飲み方」が大事です。

脳の「最適」エネルギーになる糖分はほんのわずかでOK

「脳にとっての唯一のエネルギー源は糖質。だから糖質は必ず摂取しなければならない」

糖質制限に反対する人たちは、よくこう言います。しかし、それは「真っ赤なウソ！」。完全な俗説です。

確かに、脳のエネルギー源は主にブドウ糖です。脳には血液脳関門という関所のような場所があり、異物が通過できないシステムになっています。脳の中にいろいろな異物が入ってきたら大変ですから。

そして、エネルギー源のうち、ここを通れるのはブドウ糖だけ。脂肪やタンパク質は分子が大きすぎて通れない。

長い間、こういわれてきたのは事実です。医学書にもそう書かれていました。しかし、近年の研究で、ブドウ糖以外にも、脳の関門を通過できる物質があることがわかってきたのです。

それは、「ケトン体」という物質です。

ケトン体は、脳だけでなく、体のあらゆる細胞でエネルギーとして使えることがわかっています。最近では「糖に代わるエネルギー」と言う人もいます。

通常、糖質を摂取している人は、食べ物から摂った糖質を分解してエネルギーを得ています。毎日、糖質を摂っていれば、当然、体は糖質を使い続けます。夜間など何も食べない時間が続いて、糖質が入ってこなくても、私たちの体は筋肉や肝臓で糖を溜めておくシステムがありますから、数時間はその貯蔵していた糖（グリコーゲン）を使うことができます。が、しかし、半日〜1日糖質が入ってこない状態が続けば、やがて貯蔵庫は空っぽになります。そんなときのために、体は自力で糖エネルギーをつくり出す「糖新生」という仕組みを持っています。

ところが、この糖新生でつくれる糖の量にも限界があります。すると体は、糖エネルギーを使うのをやめ、脂肪酸エネルギー（ケトン体）を使うシステムに切り替えるのです。つまり、体内の中性脂肪を分解してエネルギーを産生するわけで、このとき脂肪酸の一部が肝臓でケトン体に変わるのです。

「仕事や勉強で頭が疲れたときに、甘いものを食べると頭の回転が良くなる」といわれますが、これはエネルギー供給のスピードということで考えれば間違いではありません。実際、糖質を燃料にするエネルギーは瞬発力があります。ですから、疲れた脳は、早く回復したいために、糖質たっぷりの飲み物や食べ物を欲しがるのです。しかし、糖質を過剰に摂ったなら、肥満や糖尿病のリスクが高まります。

よく、「甘いもの（糖質）が切れると頭がフラフラするから、低血糖だ」という人がいますが、それは逆に糖質を摂りすぎていることが多いのです。糖質を大量に摂取したことによって、血糖値が著しく上がって、インスリンがたくさん分泌され、今度はその勢いで血糖値が下がってしまうのです。糖尿病状態の患者さんこそ、高血糖だけでなく低血糖になるのはこのためです。

一方、ケトン体は脂肪酸が原料ですから、ケトン体をエネルギー源にするということは、体脂肪がどんどん減る（分解される）ということです。当然、血糖にも影響を与えません。ですから、糖質制限――あえて糖が足りない状態をつくり、ケトン体をつくり出す食べ方――をすれば、確実に肥満を解消でき、健康効果も得ることができるのです。

改めて、ここで申し上げておきます。

・糖質は、絶対に摂らなければいけないものではありません！

・糖質は、必須栄養素ではありません！

カナダのマックマスター大学のマーシド・デーハン博士らは、5大陸18か国で、全死亡及び心血管疾患への食事の影響を検証した研究論文を発表しました（２００３年1月1日時点で35～70歳の13万５３３５例を登録し、２０１３年3月31日まで中央値で7・4年間追跡）。その中で、「炭水化物の摂取量の多さが全死亡リスク上昇と関連している」ことが明らかにされているのです。

にもかかわらず、日本では、炭水化物を減らすダイエット（糖質制限）に警鐘を鳴らすような記事や論文が横行しています。

東北大学大学院農学研究科のグループの発表（２０１８年3月）もその一つです。こんな見出しがつけられていました。

《ご飯、うどん……　炭水化物減らすダイエット　60代後半で老化顕著に　糖質制限ご用心》

同グループは、マウスに日本人の一般的な食事に相当する餌を与えた場合と、糖質制限食を与えた場合を比較したそうです。その結果、糖質制限食群のマウスは平均寿命より20～25％ほど短命で、見た目も同齢の一般食の個体と比べ、背骨の曲がりや脱毛がひどく、老化の進度が30％速かったということです。

これをみなさんはどう思いますか?

そもそも食性の異なるマウスの実験で、人間を語るのはおかしいとは思いませんか? しかも60代後半などと、もっともらしい物言い。開いた口が塞がりません。つまり、これは、牛に肉を食べさせることや、トラをフルーツで育てるのは、「望ましくない」というだけの話です。私は、非常に悪質な印象操作だと感じます。

とっても簡単「MEC食」

世の中には、「○○食」といわれるさまざまな食事法があります。テレビなどで「これがいい」「あれがいい」と紹介されると、瞬く間にブームになるということも珍しくなく、それだけ多くの人が、健康にとって「食」が極めて大事だということを認めているのだと思います。

例えば、今やすっかりお馴染みになった「地中海食」。高脂肪食であるにもかかわらず、さまざまな健康効果があることがわかっており、人気食の一つです。また、野菜の皮も残さず、「丸ごと」食べるという意味の「ホールフード」や、マクロビオティックの「一物全体」も健康食として注目を集めています。ほかにもベジタリアンやビーガン、ペスカタリアン（野菜と乳製品、卵、魚のみを食べる）、グルテンフリーを心がけている人もいるでしょう。

私の場合は、糖質制限を始めて以来、「ＭＥＣ食」に近い食事をしています。

ＭＥＣ食というのは、肉（Meat）、卵（Eggs）、チーズ（Cheese）の三つの食品を中心に食べることと、一口につき30回噛む、という食事法です。お腹がいっぱいになるまで食べてＯＫですし、そのほかの炭水化物や野菜、豆類なども、特に制限はありません。ただ、私は糖質制限が目的でしたから、前述のように4か月間は、ご飯、パン、麺、イモ、カボチャは一切口にしませんでした。でも、その間も車通勤でしたし、筋トレは1日10分ほどするだけで、有酸素運動はほとんどやっていませんでした。それでも、きっちり糖質を減らしていたら、10kgの減量に成功したのです。

今は、お弁当のご飯なら食べるのは3分の1程度にしておくとか、そのぐらいの気遣いです。それで、腹筋は割れたままです。

この方法は、短期的に体をつくるには、とても有効です。しかし、今の日本人に前立腺がんや大腸がん、乳がんといったがんが増えた要因のひとつは、食の欧米化です。という

ことは、ＭＥＣ食はずっと続けていれば、これらのがんにかかる可能性が高まるというこ
とも考えられます。

要は「短期的」にいくのか、「長期的」にいくのか、ということなのだと思うのです。
だって、例えば「糖尿病です」と診断されている人が、長い目で見て「将来、がんのリス
クがあるから」と躊躇していてもしょうがないですよね。そんなことは糖尿病を治してか
ら考えればいいことではありませんか。糖尿病から脱出を図るためには、動物性の食べ物
だろうが、植物性の食べ物だろうが、そんなに気にする必要はないのです。ただ、そうい
うところから脱却したあかつきには、長い目で見ることも大事だと思います。

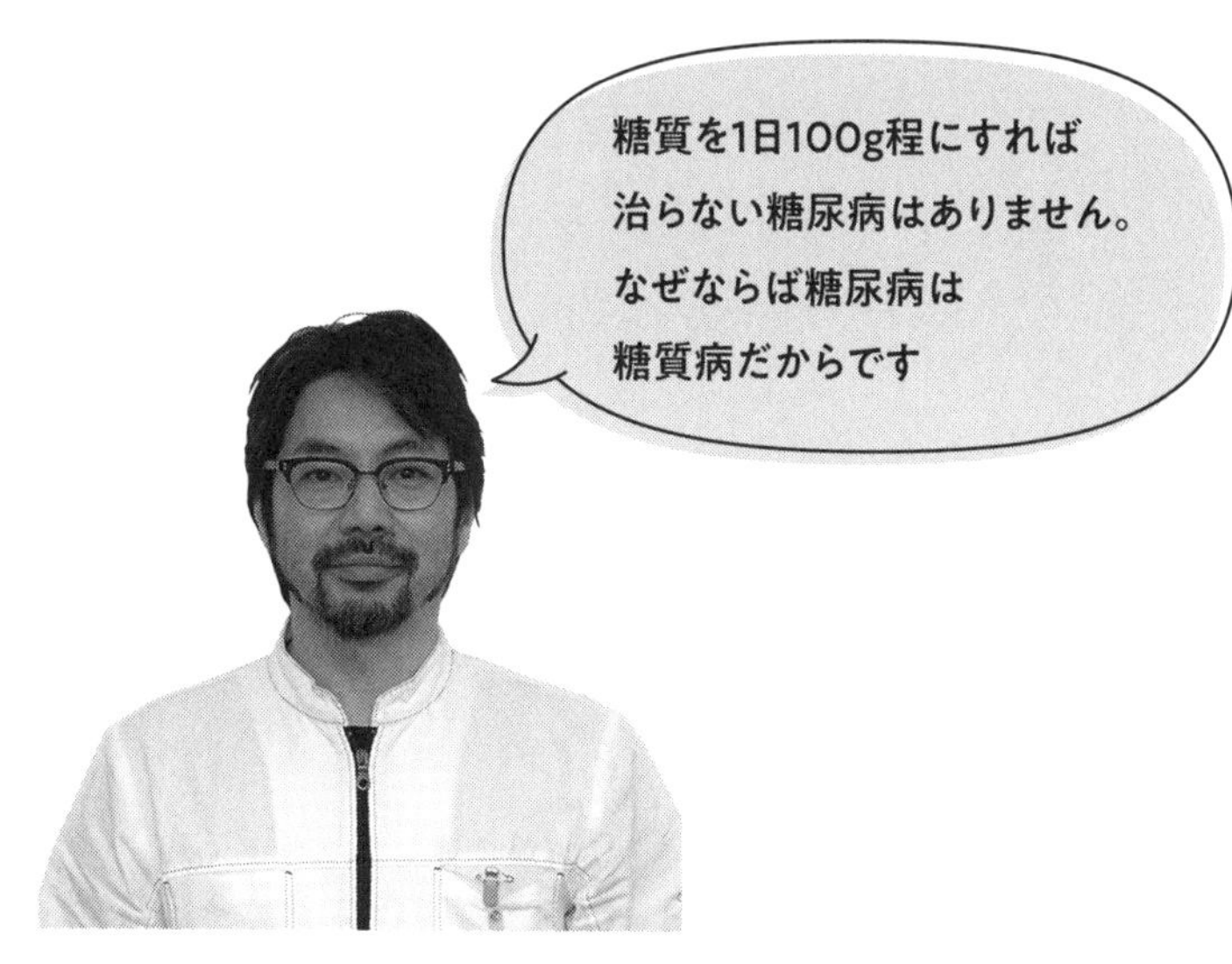
糖質を1日100g程にすれば
治らない糖尿病はありません。
なぜならば糖尿病は
糖質病だからです

Healthy habits

【加藤流・健康五箇条4】病院に行きたくなければ歯を大切に

歯は長寿のバロメーターです。美味しく食事ができるのも、丈夫な歯があってこそ。普通の形態の食事をきちんと噛んで食べることが、長生きにつながるのです。

「8020（ハチマルニイマル）運動」というのがあります。これは「80歳になっても20本以上自分の歯を保とう」という運動で、1989年より厚生省（当時）と日本歯科医師会が推進しているものです。この20本以上という本数は、食生活にほぼ満足することができる本数です。しかし、悲しいことに、わが国は70歳時点での残存歯数は、先進国最低レベルです。また、30歳代以上の三人に二人は歯周病であるといわれています。

それでも2016年に行われた歯科疾患実態調査（厚生労働省）では、80歳で20本以上の歯がある人が51・2％と、初めて50％を超えました。1993年の同調査では、10・6％でしたから、歯が残っている高齢者は増加しているといえます。

ただ、日本は歯医者さんが多く、比較的安い治療費で気軽にかかれます。それにもかかわらず「歯医者には、歯が痛くなったら行く」という感覚の人が多いようです。医科と同様、歯科も基本的には病気を治すことに保険が対応していることも残存歯数に影響しているのではないかと思います。スイスでは逆に、予防歯科が保険適応で、むし歯の治療は自費であると聞いています。この結果、国民は必死に歯を磨き、むし歯予防に努めるのだそうです。逆転の発想ですね。しばらく社会実験してみてほしいものです。

子どもの頃、大人から「よく噛んで食べなさい」と言われた経験は誰にでもあるのではないでしょうか。

ではなぜ、よく噛んだほうがいいのでしょう。もちろん、消化をよくして、栄養の吸収を助けるということがあります。しかし、それだけでなく、正しく咀嚼（そしゃく）することで、多くの効果が得られることがわかってきたのです。

具体的には、

- **脳の機能を高める**（よく噛むことによって脳が刺激され、血行がよくなるため、栄養と酸素が十分に供給され、脳機能が活発になり、認知症の予防にもなる）
- **歯の病気の予防になる**（よく噛むと唾液がたくさん出るが、唾液には自浄作用や、ペルオキシ

ダーゼという酵素による抗菌作用があり、口の中をきれいにしてくれる）

- **肥満の予防になる（よく噛んで食べると食欲抑制のメカニズムが働くため、食べ過ぎに自然とブレーキがかかる）**

などが挙げられ、さらに、前出の唾液に含まれるペルオキシダーゼという酵素の働きによって、がんを予防することなどが指摘されています。

また、噛むときに使う筋肉と、目の水晶体を動かす筋肉は連動しているため、よく噛むことで視力低下の予防や回復につながるとされています。おまけに、よく噛むことで、顔の表情筋が鍛えられて小顔効果もあるとか。

このように、よく噛むことと健康には密接な関係があります。そして、よく噛むために必要なのは、当然のことながら「健康な歯」です。歯と歯茎を大切にすることで、健康長寿を目指しましょう。

歯と歯茎の病気は、むし歯（う蝕）、歯髄炎、根尖周囲膿瘍、不正咬合、知覚過敏、歯周病などなど数多くありますが、なかでも多いのはむし歯と歯周病です。

むし歯は、歯の表面を覆っているエナメル質が溶け出し（脱灰）、エナメル質に小さな穴が開いてしまった状態で、放置すると、そこから象牙質やその奥の神経（歯髄）へと、どんどん進行して、痛みも激しくなります。

一方、歯周病は、細菌（歯周病菌）の感染によって引き起こされ、歯を支える歯茎や骨（歯槽骨）が壊されていく炎症性疾患です。炎症が歯茎に限定されるときは歯肉炎、それ以上進行すると歯周炎（歯槽膿漏）と呼ばれます。歯周病菌は常在菌のひとつで、ほとんどの人の口の中に存在しているといわれています。ただ一定の条件が揃わなければ、歯周病は発症しません。歯周病菌に対して、体が過剰な免疫反応を起こすことで発症します。

先ほど、日本人の30歳以上の三人に二人が歯周病だと言いましたが、年齢が増すにつれて重症化していき、50〜60歳代の人の半数以上が中等度〜重症の歯周病です。ただし、70歳以上は、歯がまったくない人が増えるため、歯周病の人の割合が減っています（平成28年歯科疾患実態調査／厚生労働省）。ちなみに、同調査によると、50歳代の4割、60〜70歳代の半数がブリッジを使用し、70〜80歳代の4割が部分入れ歯を使用、80〜84歳では3割強が総入れ歯を使用しています。

✚ 心臓病や動脈硬化まで。歯周病は怖い病気

歯と歯茎の病気はそれに止まらず、体の病気を誘引します。特に歯周病は、生活習慣病やそのほかの病気とも深く関係しています。歯周病菌が、口の中から血管や気管を通じて全身をめぐり、心臓や脳、肺といったさまざまな器官に行って大きな病気の引き金になることもあるのです。

例えば、歯周病菌が出す毒素が血管に入り込むと、インスリン機能を低下させ、糖尿病を悪化させることがあり、逆に糖尿病にかかっていると歯周病を悪化させることもあります。糖尿病の人は、そうでない人に比べて歯周病にかかっている率が高く、さらに歯周病菌が繁殖しやすく、残存歯数も少ないという報告もあります。近年は、糖尿病の合併症として歯周病が注目されているくらいです。

さらに、歯周病は心臓病とも深い相関関係があり、歯周病菌が心臓の血管をつまらせ、心臓の血管の細胞を傷害することがアメリカの研究で報告されています。

また、高齢者（65歳以上）の死亡原因の1位は肺炎ですが、誤嚥性肺炎を起こした患者さんの肺からは、歯周病菌が高い頻度で見つかっています。このことから、歯周病は肺炎

とも強い関連性があるとされています。

そのほか、歯周病になると、骨粗しょう症、早産、低体重児出産、バージャー病（手足末端の血管がつまり、炎症が起きて皮膚に痛みや潰瘍を起こす病気）、がんなどのリスクも高まると見られています。

がんのリスクに関しては、興味深いデータがあります。

愛知県がんセンターが、おおよそ5000人のがん患者を含む1万6000人を対象に行った調査では、歯が0本の人は、歯が21本以上ある人に比べて、頭頸部がん（舌がん、口腔がん、咽頭がん、喉頭がん）にかかるリスクが3倍、食道がんにかかるリスクは4・4倍も高いということがわかりました。

つまり、歯の本数が多い人ほど、がんになるリスクが低いということです。

お金も時間も節約したいなら歯磨きをしましょう

先ほど、噛むことと認知機能の関係についてお話ししましたが、歯周病も認知症に関係しています。これまで歯周病は認知症のリスクを約2倍に引き上げるといわれていましたが、2020年10月、九州大学や北京理工大学の研究チームが、歯周病菌がアルツハイマー型認知症を引き起こすメカニズムを解明しました。

それによると、「ジンジバリス菌」という歯周病菌が、アルツハイマー型認知症の原因物質とされる異常なタンパク質を産生し、少しずつ脳に蓄積して発症する可能性があるということが、動物実験で確認されたということです。

このようにむし歯や歯周病は、見た目が悪いだけでなく、正しく全身の健康に直結しています。そして、このことは医療費にも反映されています。

北海道歯科医師会が、70歳以上の高齢者のレセプト（診療録）16万7000件を対象に行った調査では、歯が20本以上ある人は、歯が0～4本の人に比べて、医療費が月額1万4730円も安くすむという結果となりました。

また、香川県が65歳以上の高齢者のレセプト8万1000件を対象に行った調査では、歯が20本以上ある人は、歯が0～4本の人に比べて、年間医療費が約19万円も安くすむという結果となりました。

歯がたくさん残っている人のほうが、健康に過ごせるだけでなく、医療費も安くすんでいるのです。

✚ ［図表12］残存歯数別年間医療診察費

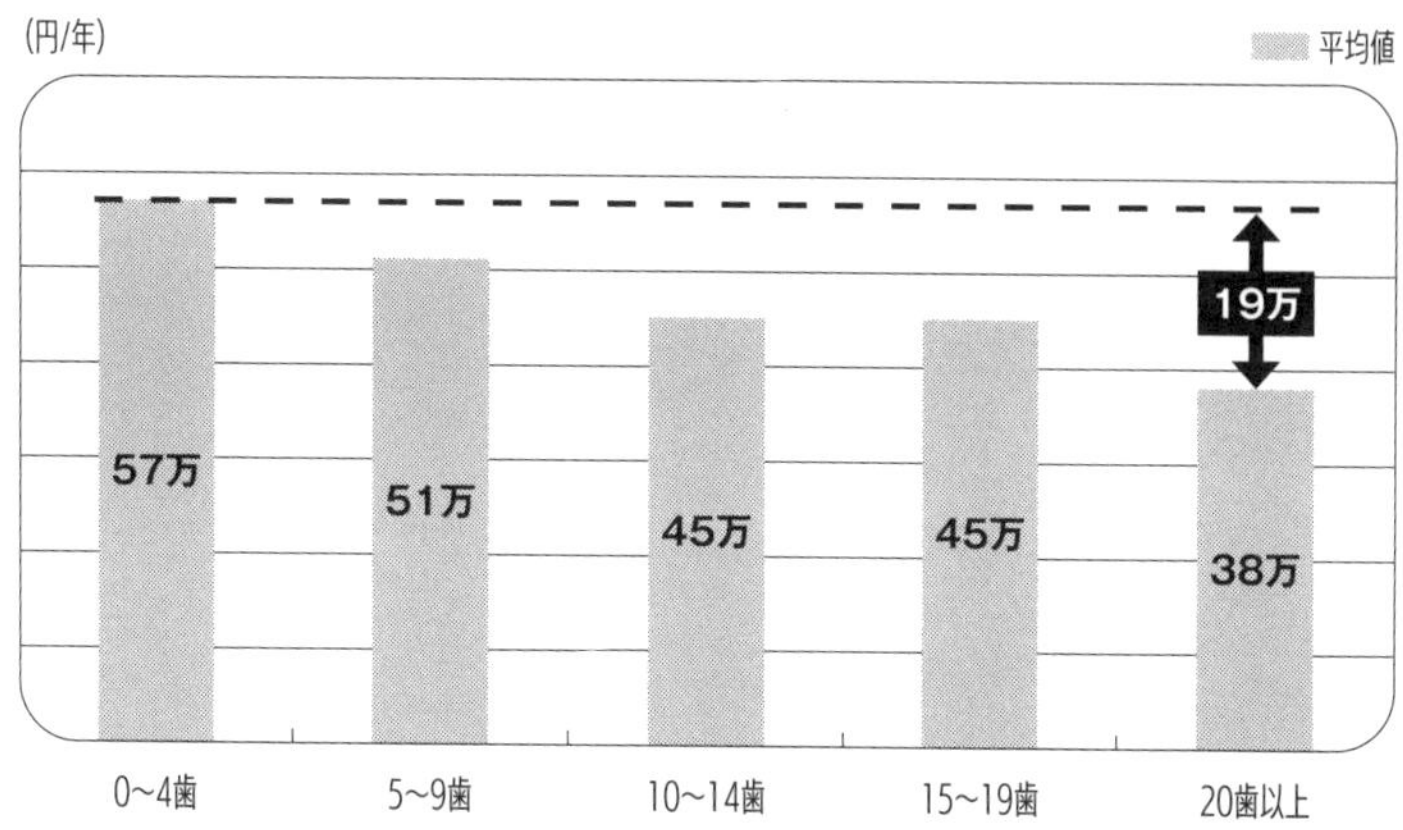

※平成25年度 香川県歯の健康と医療費に関する実態調査を基に作図

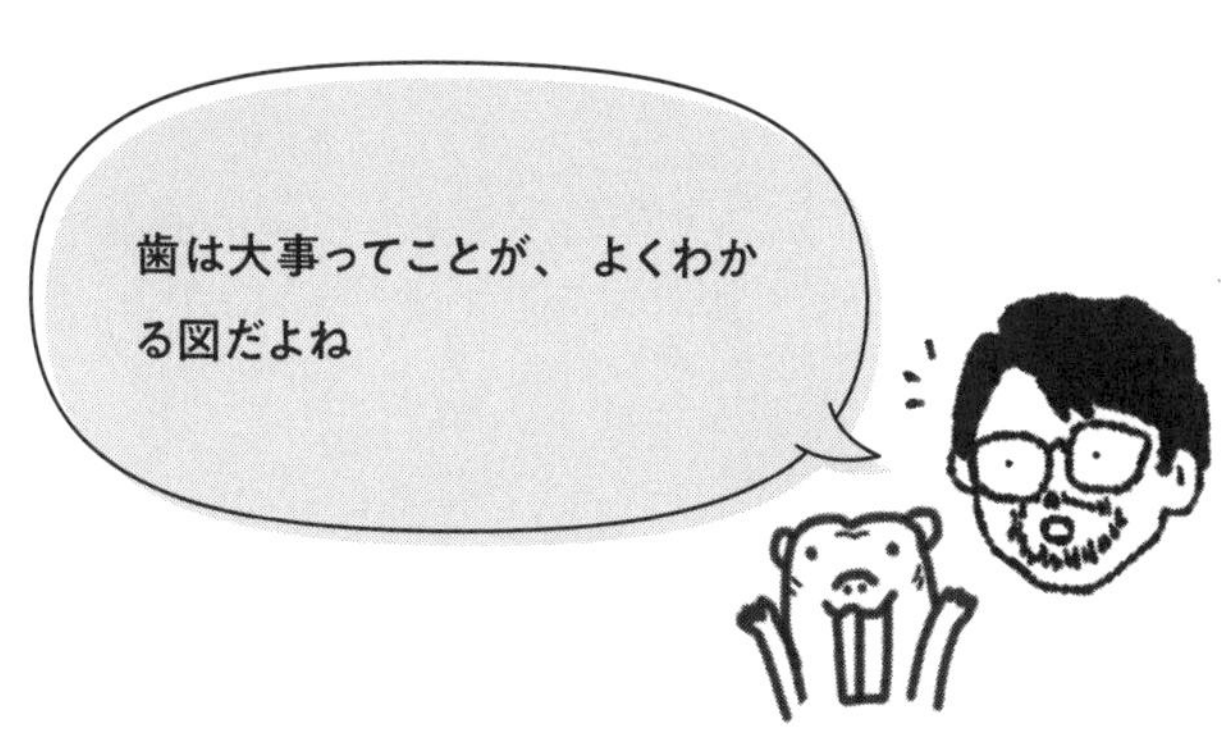

✚歯と歯茎を健康にすることで、病気リスクを避ける

第1部の「日本人の体はとっくに壊れ始めている」の項目で腸内細菌、腸内環境についてお話をしましたが、近年、歯周病菌が腸内環境を乱す可能性があると考えられるようになりました。

前出のように、歯周病は全身疾患を引き起こす危険因子ですが、それらの病気の多くは腸内フローラの乱れに関連していることもわかっています。口の中にはさまざまな細菌が存在しますが、重度の歯周病患者の唾液には、歯周病菌が大量に含まれています。

つまり、歯周病の人の口腔細菌叢は乱れていて、その病的な細菌を毎日飲み込んでいるというわけです。すると、腸内フローラのバランスが崩れて悪玉菌の比率が高まり、その状態が長く続くと、さまざまな病気の発症リスクが高まることにつながると考えられるのです。

これまで、部位別に病気を考えてきたさまざまな領域の専門家が行き着いた先が「細菌叢」でした。病気の原因を探るうちに、細菌叢の影響の重大さに気がついたのです。やや話は腸内細菌寄りになりますが、口から肛門に至る「消化管に宿る細菌」という意味では、

正しくつながった概念ですので、ここで少し語らせていただきたいと思います。

43ページの潰瘍性大腸炎（消化内科）とパーキンソン病（神経内科）のグラフをもう一度ご覧ください。

たとえていうなら、とある工場で生産されたデニムパンツのポケットと裾の部分を別々に数えているくらいに似通っています。そして、アメリカにおける自閉症の推移を見て、私は確信しました。同じ会社が、同じ時期に、アメリカの工場と日本の工場でジーンズをつくり始めている――。そのポケットの数を数えると、同じように増えているのです。

私は、1970年代頃から急増している病気――遺伝形式が不明だが家族内で発症する病気のほとんどは、「同じ工場」、おそらくは腸内フローラの影響で起こっていると考えています。

かつては、腸内細菌は特殊な培地で培養したり、特殊な物質で染色したり、あるいは顕微鏡を使った検査で種類を調べることで同定していました。

ところが現在では、ほんの少し（米粒大）の便検体から細菌のDNAを抽出し、次世代シーケンサー（NGS）という機械で、細菌のDNA解析が行われるようになりました（我々はシンバイオシス・ソリューションズ株式会社のシングラムというサービスを利用しており、現時点では試験運用中です)。

100兆個1000種を超える細菌がひしめく腸内フローラの研究には、もうこうした力技を見せてくれる機械が必須アイテムになっています。

さらに、解析技術も進んできており、これまでに集積した膨大なデータと照らし合わせて、この細菌が多いと大腸がんになる可能性が高い、この細菌はうつ病になる可能性が高い、肥満になりやすい、などさまざまなことがわかるようになっています。

まだまだ高価なサービスですが、体調不良が続くようであれば、考慮してもいいサービスです。

しかし、まずは「腸内細菌が大切なんだ」、「口腔内常在菌が大事なんだ」と考えるだけで進歩ですし、食物繊維を意識して摂る、抗生剤を不用意に飲まない、などを心がければいいと思います。

有名人のアノ人も！　歯の大きな人は元気で長生き

さて、また歯に戻ります。

・歯がないと認知症のリスクが高まる
・歯がないとがんになるリスクが高まる
・歯がないとさまざまな病気のリスクが高まる

ということはこれまでお話ししてきたことです。

そこで、私の持論です。

歯が立派な人は、皆エネルギッシュでパワフル。そして、ショートスリーパー（短眠者）です。こんな傾向は古くから気がつかれているようで、中国で発達した歯で運勢を見る「歯相学」でも、上前歯2本が大きい人は何事にも積極的、出しゃばり、歯が全体的に大きい人は、全般的に男性的、活動的……とあります。歯は驚くべき「元気の素」なのです。

インターネットで調べてみると——。

例えば、お笑いタレントの明石家（あかしや）さんまさん（1955年生まれ）の睡眠時間は2～3時間。アメリカのトランプ前大統領（1946年生まれ）は3～4時間。コメンテーター、プロデューサー、放送作家の顔を持つデーブ・スペクターさん（1954年生まれ）は3～5時間＋仮眠。ダウンタウンの浜田雅功（はまだまさとし）さん（1963年生まれ）は5時間以上寝ると具合が悪いそうです。「あばよ」の決めゼリフが有名な柳沢慎吾さん（1962年生まれ）は、楽屋でもハイテンションで、いつ寝ているのかわからないとか。

この方たちに共通していることは、みなさん明るく、とてもおしゃべり（失礼！）で、過活動気味、そして若々しいのです。

そういえば、女子プロゴルファーの渋野日向子さんも、健康的な歯がチャームポイントになっていますね。彼女はメンタルがタフで、どんなときでも笑顔を忘れません。苦境のときは、それこそ歯を食いしばって乗り越えます。

かくして私は、「出っ歯最強説」を唱える次第です（必ずしも突出している必要はありません。歯が大きい人です）。

こんなにスゴイ！　歯髄のパワー

これに関して、私は「歯髄」が関係しているのではないかと考えています。

歯髄とは、いわゆる歯の神経のこと。さまざまな刺激を脳へ伝える神経と無数の毛細血管が存在し、毛細血管は歯に栄養と酸素を供給する役割を担っています。

近年、この歯髄の幹細胞（歯髄幹細胞）を利用した再生医療が注目を集めています。これは歯髄幹細胞培養上清液（歯髄幹細胞を培養した際につくり出される液性成分）を患部に投与することで、傷んだ細胞、機能が低下している細胞を修復・改善するというものです。

ちなみに幹細胞とは、失われた細胞を再び産み出して補充する能力を持った細胞――細胞が分裂したとき、ひとつを自分とまったく同じ能力を持った細胞にする能力（自己複製能）と、分裂したもうひとつの細胞をさまざまな機能を持った細胞に分化させる能力（分化能）、ふたつの能力を持った細胞で、多能性幹細胞と組織幹細胞のふたつに大きく分けられ、そのうち歯髄幹細胞は組織幹細胞に分類されます。

さて、この歯髄幹細胞からは、多くのサイトカイン（生理活性物質）やエクソソーム（細胞外小胞）といった体を修復するのに必要な物質が放出されています。前に炎症についてお話ししましたが、炎症は抱えれば抱えるほど老化のスピードが速くなり、病気のリスクも高まります。歯髄幹細胞が放出するサイトカインの中には、抗炎症サイトカインも豊富に含まれていますから、炎症をことごとく抑えてくれるはずです。

そこで話は「立派な歯」に戻ります。歯が大きくて健康な人は、歯髄から抗炎症サイトカインをはじめとするサイトカインやエクソソームがその分大量に出ていて、その結果、いつも「元気で疲れ知らず」なのではないかと推測されるのです。

当院では、乳歯の歯髄幹細胞を採用し、独自のプロトコルで精製した乳歯歯髄幹細胞培養上清液（ＳＧＦと命名）を治療や健康維持のために用いています。読者のみなさんも、子どもの頃歯が生え変わったご経験をお持ちかと思います。この抜け落ちてしまう乳歯の中に、実はさまざまな可能性を秘めた幹細胞が詰まっているのです。私たちは幼少期にこの宝物を脳味噌の数センチ下に並べており、その宝物の恩恵を受けながら成長してきたのです。つまり、全員が元乳歯歯髄幹細胞ユーザーといってもいいでしょう。私も１日１回ＳＧＦを点鼻していますが、自分でも驚くほど体調が良く、前日かなりの夜更かしをしても、翌朝はスッキリ目覚めます。

「加藤流・健康五箇条１」でお話しした産後うつになった方のエピソードを思い出してください。私が「タバコと睡眠薬は絶対にやめるように」という手紙を書いたという事例ですが、実はあのとき、手紙と一緒にこのＳＧＦをお渡ししました。後日、その効き目に患者さんは驚かれていました。

健康・長寿を手に入れるための鍵は炎症、酸化、糖化を抑えることにある、と前述しましたがＳＧＦは、とくに炎症と酸化の抑制に効果を発揮します。昨今、幹細胞を用いた再生医療が注目されています。中でも新陳代謝を高める機能に優れているのがＳＧＦであり、ほかの幹細胞と比べてもサイトカインやエクソソームの種類が豊富なのです。どの成分がどのくらい含まれているかわからないサプリメントや健康食品に頼るよりも、健康や老化対策にはＳＧＦのほうがはるかに効率がよいのです。

このＳＧＦについては江戸川病院の泌尿器科主任部長であり、再生医療のプロフェッショナルでもある古賀祥嗣（こがしょうじ）先生の著書に詳しく書いてありますので、興味のある方はぜひこちらを読んでみてください（YouTubeの「古賀チャンネル」もご覧ください）。

インプラントのメリット、デメリット

15年ほど前でしょうか。歯科でインプラントが華々しく登場し、一躍脚光を浴びました。まだまだ使えそうな歯も、「一生もの」と言われて抜いて、インプラントにしている方もいらっしゃいました。

公益社団法人日本口腔インプラント学会のウェブサイトには、歯科インプラントのメリット、デメリットについて、次のようなことが挙げられています。

【メリット】

・しっかりと強く噛める
・左右でバランスよく噛める
・食べ物を美味しく味わえる
・歯ごたえのある食べ物の食感が楽しめる
・発音が安定して会話を楽しめる
・見栄えよく仕上げることが可能
・自信を持って笑うことができる
・取り外す面倒がない
・自分の歯にかかる負担が減って長持ちする
・隣の歯を削る必要がない
・インプラントはむし歯にならない

【デメリット】

・噛む感覚が自分の歯と違う
・見た目が自身の歯と異なることもある
・ほかの歯が抜けて義歯にする場合、義歯のデザインが制限されることがある
・治療期間が長い
・食べ物が詰まりやすくなることがある
・外科処置に伴う痛み、腫れ、出血、合併症の可能性がある
・治療費が高額（健康保険が適用されない自由診療）

こういうことをきちんと理解した上で、「納得して治療に臨んでください」ということです。しかし、歯科インプラントの残存率（寿命）は、10〜15年の累積生存率でみると上顎で約90％、下顎で約94％、抜歯即時埋入や骨移植を伴うケースでは87〜92％程度（参考資料　厚生労働省委託事業「歯科保健医療情報収集等事業」歯科インプラント治療のためのQ＆A）であるといわれ、我々の領域（整形外科）における、例えば人工膝関節や人工股関節に比べ

ると、一回り劣っているように思えます。参考のために申し上げると、人工膝関節や人工股関節は20年生存率が85～90％といわれています。

私は常々思っているのですが、歯の大切さは「噛み合わせ」が一番なのでしょうか？噛み合わせが悪いと、物を噛み砕く（咀嚼）効率が悪いから胃腸に負担がかかるとか、飲み込みがうまくいかないとか、発音がしにくい、あるいは顎関節症になりやすいなど、いろいろな問題が生じてくることは否定できません。ただ、私は、それだけでなく、歯髄の保存がとても重要な意味を持っているように思うのです。

歯がたくさん残っていると健康になるのか？　健康だから歯がたくさん残っているのか？

私は、前者であると考えています。なぜなら、歯がたくさんあれば、その分多くのサイトカインやエクソソームが歯髄から放出されるからです。何といっても、歯髄から放出されるエキスこそが、400万年とも言われる人類の成長発達を支えてきた「秘伝のタレ」なのですから。私はSGFのエビデンスを欲しがる人に、よくこう言います。

その歴史（壮大な実臨床とも考えられる）を生きのびた優秀な人類の末裔であるところの子どもの口の中にヒトに対する毒を見つけることができるでしょうか？

グーグルの不老不死研究が注目する「ハダカデバネズミ」

突然ですが、「ハダカデバネズミ」ってご存じですか?

アフリカ大陸東部、サバンナの地下にトンネルを掘って生活しているネズミです。その名の通り「ハダカ（裸）」で「デバ（出歯）」。皮膚には、刺激を感知するセンサーの役割をする「感覚毛」がほんの少し生えている程度で、基本的には体毛がなく、唇の上下からは皮膚を突き破って大きな歯が飛び出しているという、何とも奇妙な外見のネズミなのです。

このハダカデバネズミが、今、注目を集めています。

それは、その生態にあるのですが、なかでも驚かされるのが「超長生き」であることです。一般的に、生物は体が大きければ大きいほど寿命が長い傾向にありますが、ハダカデバネズミはマウスと同じくらいの大きさなのに、異例の長寿動物なのです。マウス（体重約30g）の寿命は約2年ですが、ハダカデバネズミは平均生存期間が28年、推定年齢42歳を超える個体も確認されています。

同じ齧歯類のカピバラは約45kgの体重で、寿命は約10年です。

また、ハダカデバネズミは、加齢とともに発症しやすくなるはずのがんに、なりにくいことでも知られています。

私は、ハダカデバネズミのこうした老化耐性やがん耐性は、「歯」の存在が関係しているのではないかと思っています。

あの唇から飛び出ている歯には、トンネルを掘るためのスコップとしての役割があり、とても硬くて丈夫ですが、その立派な出っ歯のほかに、彼らの口の中にはさらに咀嚼するための歯があるのです。

そうです！　ここでも歯髄の重要さが推測されるのです。

グーグルから独立したアンチエイジング研究企業カリコ（Calico/California Life Sciences LLC.）の研究所では、大量のハダカデバネズミが飼育されているそうです。

グーグルは老化の手がかりを追い求め、ハダカデバネズミの研究に巨額の資金を拠出しているのです。

ただし、彼らはまだこの歯に気づいていないようです（もしかしたら気づいているかもしれませんが、まだ何の発表もありません）。

✚よく噛み、唾液をしっかり出して歯を守ろう

歯がいかに大切かということが、これまでのお話でおわかりいただけたかと思います。むし歯や歯周病のかかりやすさというのは、歯の質や唾液の質など遺伝的な要素に左右される部分もありますが、むしろ食習慣をはじめとする生活習慣が影響していることのほうが多いといえます。

例えば、歯磨きをしないで寝てしまう、喫煙習慣がある、深酒をすることが多い、ダラダラと間食をする、甘いものをよく食べる……などは、歯の健康を損なう習慣です。ですから、これとまったく逆のことを心がければ、歯の健康は守られるということです。

また、軟らかいものばかり食べていると、あまり噛まないので唾液の分泌量が減ってしまい、口の中に細菌が繁殖しやすくなります。酸っぱいものや炭酸飲料は摂りすぎると、歯を酸で溶かしてしまう恐れがあります。

歯磨きの回数は、多ければ多いほど良いとは限りません。磨き方が乱暴だと、かえって歯や歯茎を傷めてしまいます。最低、朝と夜（寝る前）の2回、優しくていねいに磨きましょう。正しい磨き方は、かかりつけの歯医者さんに指導してもらうか、あるいはネット

などで調べてみてください。

もうひとつ、歯を守るために重要なのは、唾液をよく出すことです。食事のときによく噛むことや、舌の体操、唾液腺のマッサージなどが良いとされています。

実は、私がむし歯を気にし出したのは、精神科領域の薬を多量に飲んでいる患者さんで、歯がむし歯だらけでボロボロな人が続いたときです。安定剤や睡眠薬は唾液の分泌を抑制してしまうものが少なくありません。むし歯になりやすいのは、有名な副作用だったのです。こういった面でも、薬はなるべく控えたいものです。

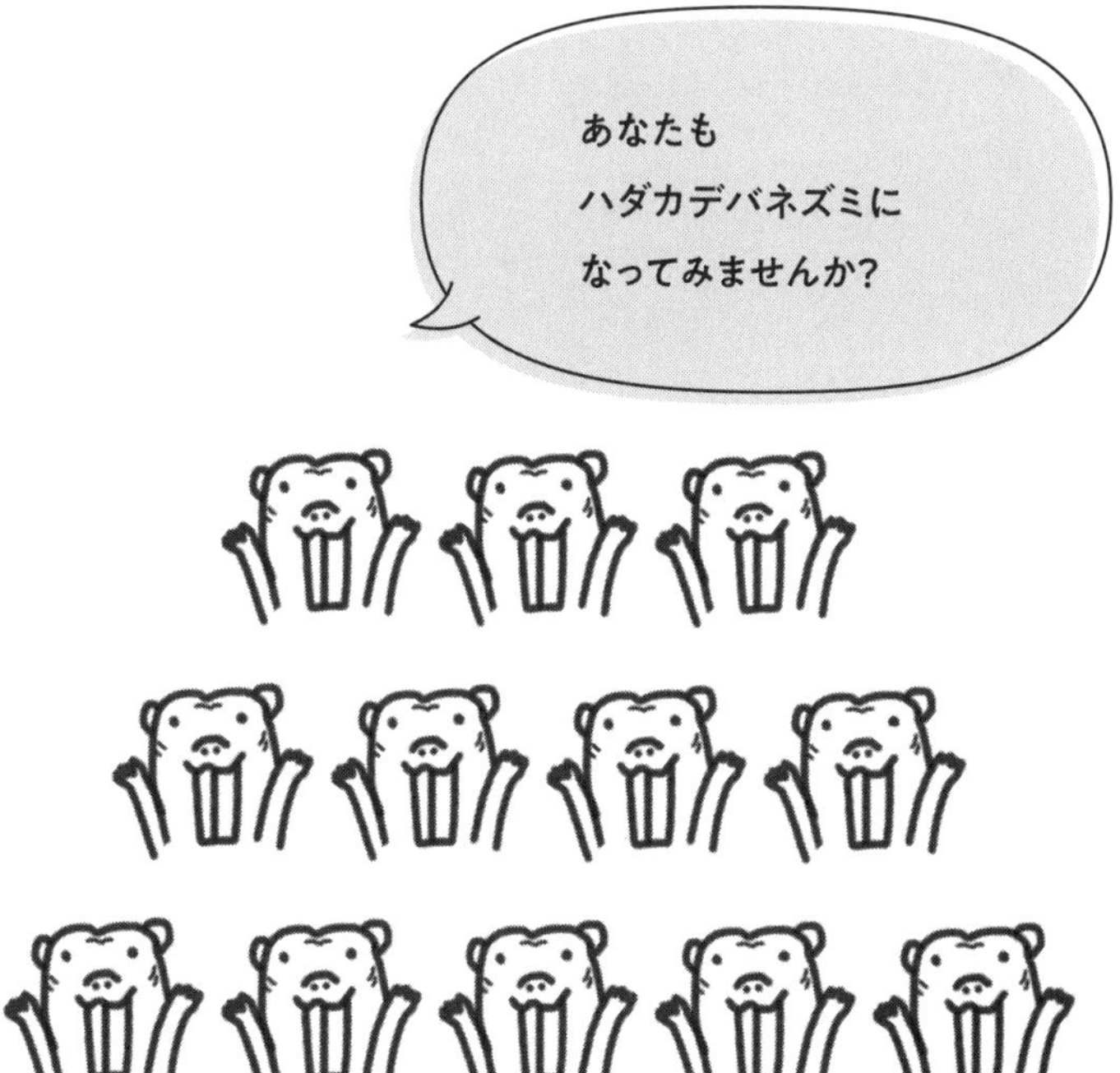

あなたも
ハダカデバネズミに
なってみませんか?

Healthy habits

【加藤流・健康五箇条5】人は笑うことで健康&ハッピーになる

健康五箇条の最後は、「ニコニコ笑う」です。これは最強にハッピーな作戦で、一度覚えると、楽しくて、心が軽くなって、しかもみんなにそれが伝播していくのが感じられて、さらに幸せな気分になっていく、というのがすごいところです。ひょっとして、即効性は一番あるのかもしれません。

ところが、いつも仏頂面(ぶっちょうづら)をしている人は、笑いなれていないせいか、そのニコニコができません。そういう方は、私の患者さんの中にもいらっしゃいます。

それで、こんなふうに言ってみます。

「○○さん、もっとニコニコしましょうよ。病気のことを気にし過ぎるのもよくありませんよ。血圧は1日1回測ればいい、それ以上測ってはダメ！　体温も1週間に1回でいいですよ。あとは、ちょっと具合が悪いなと思ったときだけ測ればいいですから。そのかわりニコニコしてください。次に一番先に会った人に、最高のニコニコを送ってみてください。

じゃあ、練習してみましょう。はい、私がその人だと思って、やってみましょう!」

でも、その方は、全然ニコニコできません。

「もっと口角を上げて」など、いろいろ言うのですが、なかなかできない! 自然に笑うって、できない人にはけっこう難しいことなのです。

スマイル0円! お金をかけず免疫力を上げる方法

笑いがもたらす健康効果はいろいろ言われています。

笑うと、NK(ナチュラルキラー)細胞という免疫細胞(白血球の1種)が活性化して、免疫力をアップさせます。これに関しては、多くの研究が行われていて、例えば、大阪国際がんセンターでは、「笑いとがん医療の実証研究」というテーマで、2017年5月から、お笑い興行をがん患者さん2グループ60人に、各4回ずつ鑑賞してもらい、「笑い」が与える心身への影響を評価しました。発表では、漫才や落語による「笑い」によって、がん患者の免疫力が向上したことや、心身のストレス状態も改善したことが確認されたということです。

また、リウマチは、免疫システムに異常をきたし、自分の体を攻撃してしまう自己免疫疾患ですが、「笑い」はこの免疫システム全体のバランスを整える効果があることも明らかになっています。

1995年3月、日本医科大学リウマチ科の吉野槇一(よしのしんいち)教授は病院の1室に高座(こうざ)をつくり、落語家の林家木久蔵(はやしやきくぞう)（現・木久扇(きくおう)）さんを招き、関節リウマチの患者さんに落語を聞いてもらったそうです。その結果、落語を聞いた後では、インターロイキン6（IL-6）というサイトカイン（生理活性物質）の顕著な減少が認められたそうです。なかには、正常の10倍もあった値が正常値にまで改善した例も認められたということです。ちなみに関節リウマチでは、このIL-6が体内で過剰につくられ、炎症に由来するさまざまな症状を引き起こしています。実験ではさらに、リウマチが悪化すると上昇するインターフェロン-ガンマも減少したことが報告されています。

この実験は、アメリカのリウマチ専門雑誌「The Journal of Rheumatology」（1996年）に掲載されています。

病気予防だけでない、こんなにある「笑いの効用」

改めて「笑いの効用」をまとめてみましょう。

・「笑い」は糖尿病にも有効

糖尿病では、不安、悲しみ、恐怖、怒りといったネガティブなストレスで血糖が上昇します。それでは反対に、楽しい、嬉しい、快いなどの気持ちは血糖を下げるのではないか、と考えた筑波大学の村上和雄名誉教授は２００３年１月、２日間にわたってこんな実験をしました。

被験者は、２型糖尿病でインスリン治療を受けていない19人、少し太りぎみでヘモグロビンエーワンシー平均７・２％、合併症のない患者さん。１日目は被験者に５００カロリーのお鮨（すし）を食べてもらい、その後「糖尿病のメカニズム」という単調な講義を40分聞かせ、２日目は鮨の後、当時人気の漫才師の漫才を40分聞いてもらいました。そして、講義と漫才を聞く前後それぞれで血糖値を測定したのでした。

その結果、単調な講義では、食後２時間の血糖値は平均１２３㎎／dL上昇したのに対し、漫才を聞いたときには77㎎／dLの増加だったということです。

・**脳の働きが良くなる**

笑うと、新しいことを学習するときに働く脳の海馬という部分が活性化されて、記憶力がアップします。また、笑うと脳の血流が増加するので、脳の働きが活発になります。

・**自律神経のバランスを整える**

笑うことは、リラックスした状態をもたらし、自律神経を安定させます。また、自律神経が安定すると血行がよくなるため、強張っていた筋肉がほぐれたり、内臓にもいい影響を与えます。

ほかにも「笑い」は、血圧の上昇を抑える、痛みを緩和する、アレルギー患者の皮膚症状を改善する、「ワハハ」と大きな声で笑うと腹筋や胸筋、表情筋といった筋肉が鍛えられる、などの効果があるといわれています。

また、たとえ「つくり笑い」でも効果があるとか……。とても笑う気分でなくても、口の端を上げて笑ってみる。それでも体に良い影響が現れ、笑っているうちに気持ちも穏やかになっていくのでしょう。

世界を幸せにする共通言語は「笑顔」

「笑いの効用」をいろいろ並べてきましたが、私は正直、真面目に科学しなくてもいいという気がして、あまり深入りはしていません。ただし、笑う当人だけでなく、周りの人がいる社会の一員としては、「そんなもん、学問云々の前に大切でしょ！」と思います。

例えば、私がいつも怒鳴りながら外来をし、病院を歩き回っていたら、私の評判、ひいては病院の評判はあっという間に地に落ち、患者さんは来なくなるし、働いてくれている医者や看護師、そのほかの従業員も辞めていくでしょう。

そんな実験はするまでもありませんが、長年かけて積み上げてきたものが一気に崩れ去ることは確実です。私の人生まで詰んでしまいそうです。やはり、ニコニコ笑顔で過ごしたほうが、よほど良いのです。

人生には、条件が多すぎて、標準化できません。何かの傾向をつかもうにも時間がかかりすぎて、何回も生きないと、この人生のうちにはよくわからないということになりかねないのです。そこで先人の知恵を借りて、ぼんやり意識すれば十分なのではないかと思うのです。

なぜ、人類は言葉を覚えて、ボディランゲージを覚えて、笑顔を覚えたのでしょう? かのアリストテレスも「人間は笑う動物である」と言っています。人類の繁栄は、このコミュニケーション能力が支えているといえるのです。

周りのみんながいてくれて、お互い助け合って生きているのが人間です。2010年に発表されたアメリカのブリガム・ヤング大学での研究によると、孤独だった人に友人ができると、最大で15年も寿命が延びるというのです。あなたが自分を愛し、他人にも愛されるようになれば、正しくWin-Winの関係を築いたといえます。「神は自らを助く者を助く」のです。

自分も家族も最後まで笑顔で大往生した、あるおじいさんのお話

私に、人に愛されながら生きる手本を示してくれた患者さん（仮にBさんとしましょう）

がいます。その方は88歳のおじいさんで、自転車であぜ道を走っていたら、ふらついて転倒してしまったということでした。何とか歩くことはできましたが、「両手がひどく痺れて駄目だ」とおっしゃいました。頸椎（けいつい）のレントゲンでは、骨折、脱臼（だっきゅう）等はないものの、脊髄の通り道は狭く、首を強く伸ばしたときに生じる中心性頸髄損傷（けいずいそんしょう）という状態であることがわかりました。

私は両首筋にステロイドを入れた局所麻酔剤でブロック注射をし、頸椎カラー（頸椎を固定するために首回りに装着する装置）と内服薬を処方しました。

Bさんは、「ああ、楽になった、ありがとう、ありがとう」と繰り返します。そして、「俺は10代の頃からの現役の百姓なんだ、何十年と通っている道なのに、年を取るってこういうもんかねぇ」と、小さい目でニコニコ笑いながら、話されるのでした。

痛みも落ち着き、何とか大丈夫そうだと、帰宅することになりましたが、その際も小さい目でまっすぐこちらに視線を合わせて、「先生、本当にありがとうね」と言ってくれるのです。私は疲れも吹き飛び、一瞬でBさんのファンになってしまいました。

それからも5年くらい、奥様や娘さんと外来に来ては、「あの注射はすごかった、魔法だね！　先生はすごいよ、本当にありがたかった」とおっしゃるのです。

外来診察といっても、私はせいぜいBさんの握力を測って、ビタミン剤の処方をするくらいです。それなのに、いつも1時間以上の待ち時間（病院としても待ち時間を減らす努力はしているのですが、なかなか解消できないのが現実です）。本当に申し訳ない限りですが、おじいさんは怒るどころか、周りにいる患者さんにも「この先生はすごい!!」と私を称賛してくれるのです。そして、その場に看護師がいれば、「あんたの心根は綺麗だ、顔見りゃわかる」などと、真顔で言いますから、看護師たちもいつの間にか、Bさんのファンになってしまうのです。

ところが、あるとき、Bさんが外来の予約に来られませんでした。「どうしたのだろう?」と思って電子カルテを見ると、内科病棟に入院していたのです。誤嚥性肺炎でした。この肺炎は、むせて胃液を肺に吸い込んで生じるもので、高齢者に多く、ときに命の危険があります。しかし、信頼できる主治医についていましたから、もちろん私の出る幕ではありません。安心してお任せした次第です。ただ、申し訳なかったと思うのは、多忙な日々の中で、そのことをすっかり忘れてしまっていたことです。

それから5日ほど経ったある日、外来にBさんが来ました。「ああ、もう退院できたんだ」と思い、早めに診察室に車椅子を招き入れると、Bさんの顔色はすぐれません。それでも開口一番、「おお、先生」といつものように挨拶をしてくれ、「今日は先生にお礼が言える最後の日だ。あの注射は最高だった、先生は最高だよ、これからも頑張ってほしい」と言うのです。

「私なんてまだ未熟者だよ。あなたみたいな最高の患者さんに出会えて、自分も幸せだよ。最後なんて言わないでまた来てよ」と、私も言いましたが、Bさんは「いやぁ、最後だなぁ。さすがに俺にもわかる」。そして、「ところで、最後ついでに先生を見込んでお願いがあるんだ、聞いてくれるか？」と。

「もちろん、私ができることなら何なりと」と私。

「実はね、このあいだ肺炎で入院しちゃったの」

「ええ、知っています」

「女性のお医者さんが点滴しないと死にますって言うから、家族もびっくりしちゃってね。それで説得されて入院したのね。でも、入院してつくづく思ったんだけどね、東京出てきて何十年も畑やってて、こんなに家族に囲まれてさ、今のこの瞬間に死んでも俺は何ひとつ悔いはねえと。じゃ、何で点滴してるんだって思っちゃって、点滴自分で抜いて帰っちゃったの」

「ほお、なるほど、Bさんらしいね」

「でもね、その女医さんはひとつも悪くないの。俺の考えなんだよ。だから、先生からも俺が感謝してること、勝手に退院してごめんねって、彼女に謝って欲しいの」

「了解しました、加藤は必ず伝えます！」

「おお、さすが、先生だ、ありがとう。ああ、すっきりしたなぁ」

この日、付き添ってきたのは、Bさんに雰囲気そっくりな娘さん。彼女は、「先生ありがとうございました」と頭を下げ、「じっちゃん、よかったね」と言いながら、車椅子を押して診察室をあとにしました。

そんな、ほんわか素敵な父娘を見送ってから数週間後、奥様とその娘さんが病院にいらっしゃいました。Bさんはあの日、外来の後、「ほっとした」と繰り返し話しながらも、ほとんどご飯を食べられなくなってしまい、数日後にまさに眠るように亡くなられたとのことでした。

枕元の日記には、繰り返し、繰り返し、奥様や家族への感謝の言葉が書かれていたそうで、それまで私が知らなかったBさんの話をたくさん聞かせていただきました。そして、そこで初めて、いつも車椅子を押していた娘さんが、実は息子さんのお嫁さんだったということを知ったのでした。

《A子さん（お嫁さん）、わが家に嫁いで来てくれてありがとう。あなたがいたので人生がとても楽しかった》

A子さんに対して、おじいさんはこんな言葉を残していたそうです。A子さんは、「何十年の苦労が吹き飛んで、心底報われた」と話されました。

奥様、A子さん、私。3人は亡くなったBさんを思いながら、泣き笑いしました。

93歳で亡くなって、奥様はおろかお嫁さんにまで泣いて悲しがられるBさん……。この瞬間に死んでもひとつも悔いがないだと！　何て格好いいんだ‼　あなたこそ漢（おとこ）じゃないか!!!

私は以来、できるだけ愚痴や悪口を言わず、感謝は目を見て多めにしようと心がけています。小さい目でニコニコ笑っていた、彼のように。

COLUMN

医者、看護師から好かれる患者さんとは

病気や怪我で治療を受けることは、患者さんにとってストレスです。ましてや入院ともなれば、そのストレスはより大きくなります。そんな入院生活の中でも、慣れない環境にうまく対応し、快適に過ごしている患者さんもいらっしゃいます。

そして、そういう患者さんの中には、一種独特の「可愛さ」を備えた患者さんがいらっしゃるものです。この場合、35歳であろうと、80歳であろうと、年齢はまったく関係ありません。むしろ、95歳で超絶可愛い患者さん、しかも病棟看護師全員がファンになってしまうような人までいらっしゃいます。

正直に言うと、医者である私たちも、そんな患者さんの病室へ向かうときと、

苦手な患者さんの病室に向かうときでは、その足取りは全然違います。医療に従事する立場上、好き嫌い、苦手だから、という理由で治療や待遇に差をつけることはありません。

しかしながらも、苦手な患者さんと向き合うとき、物理の法則ではとうてい説明がつかない重さを感じるのです。

入院などしないに越したことはありませんが、いつそんな事態になるかはわかりません。もし、あなたやあなたのご家族が入院することになったなら、できれば看護師や医者に好かれる患者になりたい、と思いませんか?

そこで、いつか役に立つときが来るかもしれない——。

ということで、江戸川病院の整形外科病棟で「あなたが思う『いい患者さん』・『人気のある患者さん』」と題したアンケート調査を行い、看護師43人中39人に回答をもらいました(有効回答数37)。フリー記述でデータをとってしまったため、解析は難航しましたが、それぞれの回答は本当に首が痛くなるほど、うなずけるものでした。

「いい患者さん・人気のある患者さん」で、1番ポイントが高かったのは、「『ありがとう』と言ってくれる患者さん」。

「ありがとう」と言ってくれる患者さんに対しては、もっと何かしてあげたい、困っているときにはできるだけ助けてあげたい、と自然に思うといったコメントがありました。

また、「いつもニコニコ笑顔でいる人」も高ポイントでした。

「素直に意見や話を聞いてくれる患者さん」、「看護師にやってもらって当たり前だと思っていない患者さん」、「リハビリを頑張っている患者さん」、「自分のことは自分でしようとする意識のある患者さん」なども、好かれる患者さんに挙げられています。

反対に、「苦手・不人気な患者さん」では、「看護師を見下してくる患者さん」、「やってもらって当然な態度をとる患者さん」、「クレームの多い患者さん」、「自分勝手で自己主張が強すぎる患者さん」などが上位回答でした。

もちろん、「入院の決まりごとを守れない」、「暴言、暴力をふるう」といった常識のない患者さんは論外です。

そのほか、「医者や看護師の指導を聞かない患者さん」、「病識がない患者さん」などが挙げられています。患者さんが病気の情報や治療方法について熟知している必要はありませんが、医者の説明に聞く耳を持たず、患者さん自身がインターネットで調べた知識から「こっちの治療法のほうが効果がある」と主張する方もいらっしゃいます。

患者さんの病状、体調に合わせた食事のメニューを無視し、医者への相談もなく健康食品やサプリメントを摂取している方もたまに見かけますが、健康食品やサプリメントに含まれる成分が医者の処方した薬剤と相性が悪い場合もあるのです。

医者はもちろん看護師は、決して「こういう患者さんでいてください」と押しつけるわけではありません。どんな患者さんでも仕事はまっとうします。

ただ、医療従事者も人間です。

患者さんに対して苦手意識があると、笑顔でていねいな対応をしていても、苦手意識が伝わってしまう場合もあります。

また、患者さんのもとを訪問する回数も必要最低限になり、接する時間が短くなる可能性もあります。こんなことが原因で、病状の異変に気づくのが遅れてしまうことだけは、避けなければなりません。

いい医療は、患者さんと医療者の信頼関係から生まれるものです。特別なことは必要ありません。挨拶や笑顔、お互いを尊重する気持ちを伝えることなど、普段のコミュニケーションが大事なのだと思います。

おわりに

日本は現在、世界でトップクラスの自殺大国です。自殺者数は、2003年の3万4427人がピークで、2010年以降は10年連続減少傾向ですが、それでも2万人以上の方が自殺しています（警察庁「自殺統計」）。OECD（経済協力開発機構）の公表データによれば、日本の自殺率は1998年以降、G7（先進7か国）のトップを走り続けています。

本文でも触れましたが、厚生労働省によると、長らく若者の死因の1位は自殺であり、40歳代でも2位、50歳代前半でも3位に入っています。さらに驚くことには、自殺者の約7割は男性です。男性は女性に比べて2・4倍も自殺死亡率が高いのです。「一家の大黒柱であるべきだ」とか、「男が弱音を吐くのは恥だ」とか、男性ゆえの生きづらさ、重圧があるのでしょうか……。近年は、性の多様化や、性差別の撤廃といったことに注目が集まりますが、そういう観点からも、むしろ、もう少し男性に優しい社会になってもいいのではないかと思います（ただし、コロナ禍の影響なのか、2020年7月以降は、女性の自殺が異例の増加を示しています）。

✚ [図表13] 日本における自殺調べ

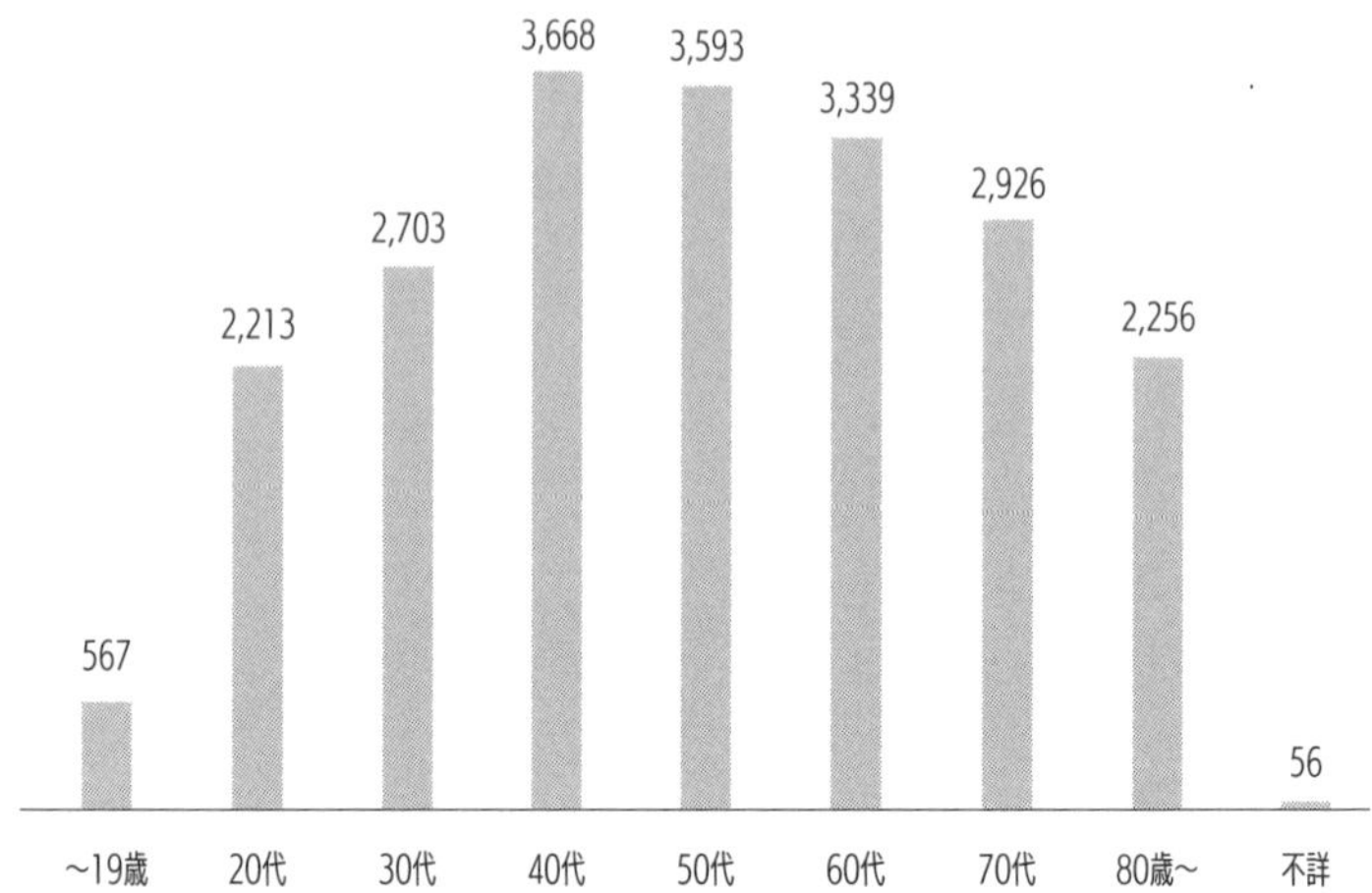

✚ [図表14] 2017年性別自殺死亡率（10万人当たりの自殺者数）

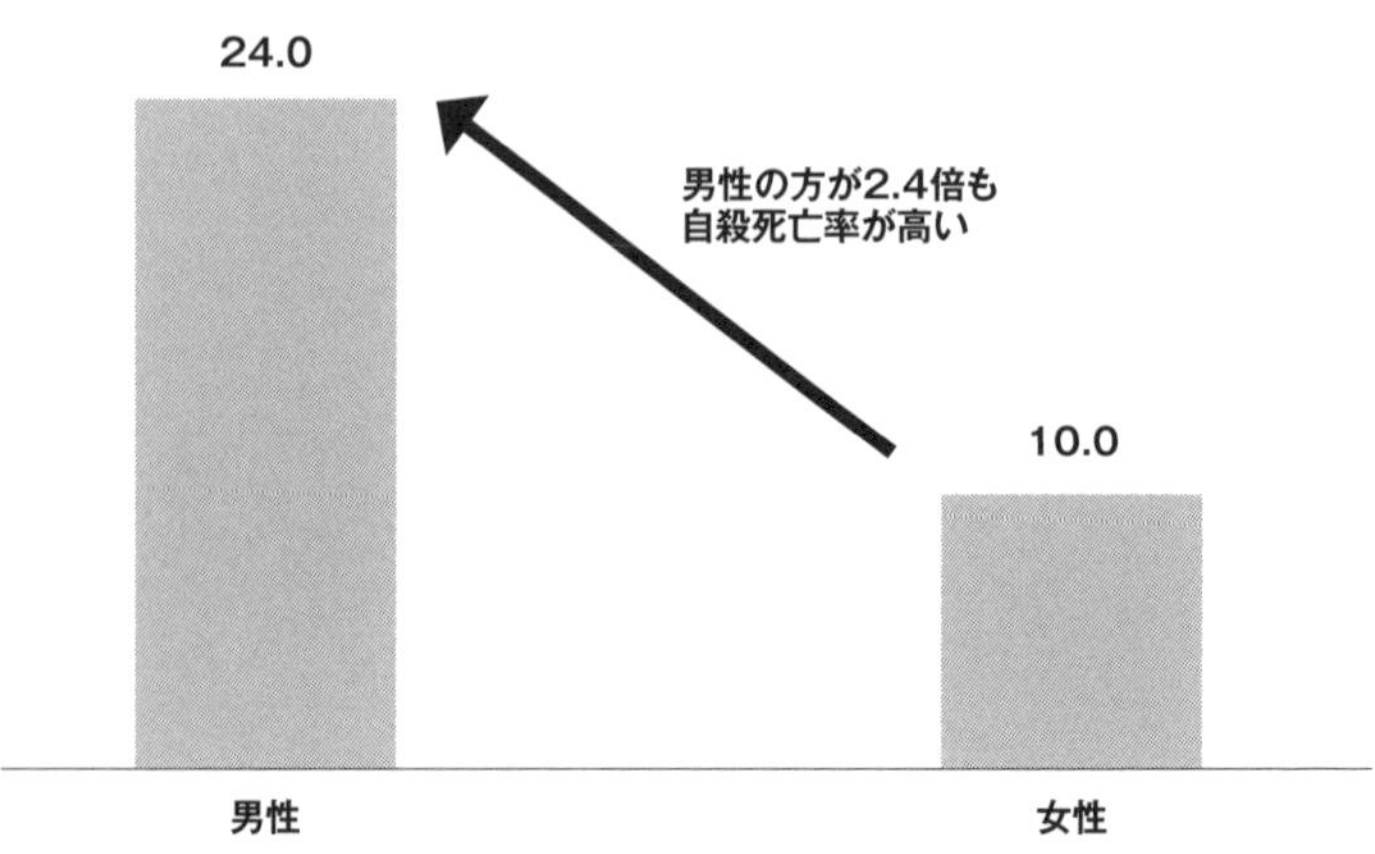

また、自殺者の数の大きさにも注意が必要です。新型コロナウイルス感染症が世界中で猛威を振るっていますが、日本は他国と比べると、亡くなられる方の数は少ないといえます。ハイリスクなのは、高齢で基礎疾患がある方で、２０２０年９月20日現在までの死亡者数は１５０７人、平均年齢は80歳弱です。
これに比べて、自殺者数の何と多いことでしょう。２万人以上、しかも40歳代がピークです。

２０２０年は「自殺連鎖か?」と言われるほど、芸能界で自殺が相次ぎました。どこからどう見ても魅力的で格好いい男優さんや女優さんが、自死しています。あまりに残念なことです。マスコミも、そして一般人も、その原因を何かと取り沙汰していますが、私は、彼・彼女が何かに悩んでいたとか、私生活上でトラブルがあったとか、そんな問題ではないと思っています。むしろ有名であるが故にプライベートに目がいくだけで、恐怖に怯えきった社会の縮図だと思います。漠然とした不安が長期間持続すれば、人は簡単にうつ状態になるからです。

社会は複雑ですから、そこへの介入行為は、なかなか副作用が読めません。善かれと思ってかけた言葉が、相手を傷つけ、さらなる悲劇を生むことだってあります。

中国で、こんなことがありました。数年で国力を上げるとして行われた、毛沢東による「大躍進政策」の一環で、雀を大量駆除したのです。ところが、結果は何と天敵がいなくなったイナゴなどが大量発生し、あらゆる作物を食い荒らしました。この食害で中国は死者1500万〜3000万人、生死不明者1500万人という大飢饉に見舞われたといいます。

他者への配慮を欠いた短絡的、独裁的な行いが、こんな破壊的な結果を招いたと考えます。しかし、私の作戦は、愛と想像力を働かせていく作戦です。他人を愛する前に、まず自分を愛すること。そして、賢い選択を積み重ねていくのです。そこには、ほんのちょっとの気配りや我慢も必要です。

自分を愛することとは、単なる自己愛（ナルシシズム）ではありません。自分のいいところも、嫌いな部分もすべて認めて自分を受け入れることです。自分を愛することができれば、自分で自分を幸せで満たしてあげることができます。自分が満たされればこそ、他者への配慮が深まり、妙な副作用もなく、より愛に満ちた社会が築けると思うのです。

「健康」を考えるとき、私たちは本来、環境や社会の仕組みにまで目を向ける必要があるのかもしれません。

身の回りでたくさん使われている化学物質の多くは、かつて公害問題を引き起こした物質のような毒性はないことが証明されているとされていますが、本当にそうだと言い切れるのでしょうか？　また、世界各国で地球温暖化に対する関心が高まっていますが、畜産や農業など食生活と密接に関わる分野での温室効果ガスの排出も少なくありません。

例えば、私たちが食べている牛肉。その牛1頭がゲップなどで排出するメタンガスの量は、1日160～320リットル。世界の牛の数は13億5000万頭ともいわれていますから、大変な量のメタンガスが排出されていることになります。ちなみに、メタンガスにはCO_2の28倍もの温室効果があることが近年わかってきました。

さらに、日本だけを見ても、たくさんの牛肉を輸入しています。そして、それを運ぶのは飛行機や船。莫大な燃料を使って、たくさんのCO_2を排出しているわけです。

今は、健康のためにどのような食事がいいのかを追求するのと同時に、こういうことも考えなければいけない時代になってきているのだと、私は強く思います。

まずは目の前の、体づくり、健康づくりが重要なミッションですが、こんな筆者の思いを少しでも感じとっていただければ幸いです。

読者のみなさんがいつまでも健康でありますように、心より願っております。

2021年4月吉日

愛と想像力の化身　加藤　正二郎

加藤正二郎（かとう・しょうじろう）
社会福祉法人 仁生社 江戸川病院 院長。
医師であった父と祖父の影響を受け、2つ違いの兄と医療の道へ。日本大学医学部卒業後、慶應義塾大学整形外科入局。2004年より社会福祉法人仁生社江戸川病院整形外科部長に就任。日本整形外科学会整形外科専門医。2016年胆管癌で亡くなった兄、加藤隆弘の跡を継ぎ現職へ。得意分野は人工関節や最小侵襲整形外科、骨軟部腫瘍、脊椎外科など。地域医療への貢献のほか、患者にとって最高の成果を探求すべく、オーダーメイド治療にも力を入れている。まやかしではない真に良質で心のこもった医療を目指す、愛と想像力の化身。

お金がかからない、医者に頼らない、一生太らない究極の健康習慣

2021年4月21日　初版第1刷発行

〔著　者〕　**加藤正二郎**

〔発行人〕　山口康夫

〔発　行〕　株式会社エムディエヌコーポレーション
〒101-0051　東京都千代田区神田神保町一丁目105番地
https://books.MdN.co.jp/

〔発　売〕　株式会社インプレス
〒101-0051　東京都千代田区神田神保町一丁目105番地

〔印刷・製本〕中央精版印刷株式会社

〔カスタマーセンター〕
造本には万全を期しておりますが、万一、落丁・乱丁などがございましたら、送料小社負担にてお取り替えいたします。お手数ですが、カスタマーセンターまでご返送ください。

■落丁・乱丁本などのご返送先
〒101-0051　東京都千代田区神田神保町一丁目105番地
株式会社エムディエヌコーポレーション カスタマーセンター
TEL：03-4334-2915

■書店・販売店のご注文受付
株式会社インプレス　受注センター
TEL：048-449-8040 ／ FAX：048-449-8041

●内容に関するお問い合わせ先
株式会社エムディエヌコーポレーション　カスタマーセンターメール窓口
info@MdN.co.jp

本書の内容に関するご質問は、Eメールのみの受付となります。メールの件名は「お金がかからない、医者に頼らない、一生太らない 究極の健康習慣　質問係」をお書きください。電話やFAX、郵便でのご質問にはお答えできません。ご質問の内容によりましては、しばらくお時間をいただく場合がございます。また、本書の範囲を超えるご質問に関しましてはお答えいたしかねますので、あらかじめご了承ください。

ISBN978-4-295-20127-4　C0077